JN102468

# 不思議の
# 杜のホスピタル

あなたの内と外の統合失調症的世界
ある精神科病院の文化的挑戦

## 髙坂 要一郎
+
杜のホスピタルの仲間たち

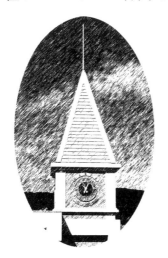

杜のホスピタルシンボル時計台
CARPE DIEM
今を生きる、今を掴め

ホシツムグ

MとTへ

# まえがき

「不思議の杜のホスピタル」を手に取り、このページを開いていただきありがとうございます。

　さて、この世界を構成する物質は、原子よりもさらに小さな素粒子であり、他方、この宇宙は138億年前のビッグ・バンから始まったとされています。ところが近年、メンデレーエフの周期律表にある原子からなる物質が宇宙の中で占める割合は5％にすぎず、95％は未知の物質やエネルギーで占められていることがわかってきました。さらに、2021年に打ち上げられたジェイムス・ウェッブ宇宙望遠鏡の観測に基づくと、定常宇宙論が復活？　という話など、科学の世界では論理や新しいデータに対して開放的で、柔軟に議論され訂正され、進歩していますが、面白いことに、それにより謎はますます深まっているかのようです。

　そして、極めて不思議で興味深いことは、極小の素粒子の世界の研究が、広大な宇宙誕生とその在り方の謎の解明につながると言われていることです。

　なぜここで、このようなことを書くのかというと、上記のようにこの世界のことを考え、解明しようとしているのは、私たち人間の脳における精神の働きによるものだからです。

　そして、自然界の産物の一部にすぎない人間の脳にだけ、どうしてこのような働きが可能なのかについても大きな謎なのです。

本書では、その謎に満ちた脳の働きと精神の在りようを少し変わった視点から眺めて、次いで、今のところ原因不明のなんらかの理由で故障した脳における精神的な病、不思議な症状に満ちた統合失調症とそれへの対応について ―― 小さな精神科病院を舞台にして、患者への向き合い方、治療やリハビリテーションの工夫、そこで感じる社会の矛盾等 ―― 一般人向けに書かれています。

　専門家にとっても「このようなアプローチもあるんだ」と興味をもって読んでもらえる内容となっています。

　さあ、不思議に満ちたこの脳と精神とそれを取り巻く世界への探検の旅に一緒に出かけてみませんか。

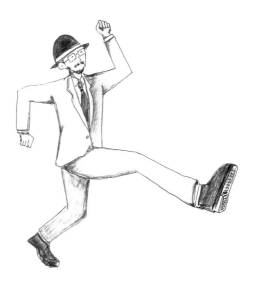

# 目次

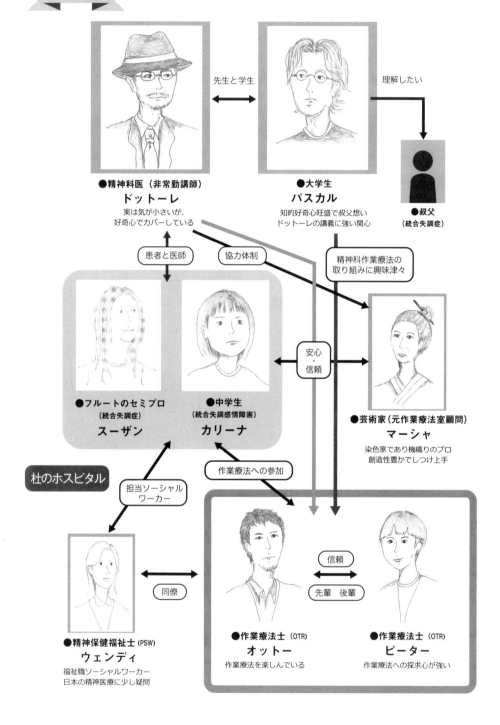

相関図

●精神科医（非常勤講師）
ドットーレ
実は気が小さいが、
好奇心でカバーしている

先生と学生

●大学生
パスカル
知的好奇心旺盛で叔父想い
ドットーレの講義に強い関心

理解したい

●叔父
（統合失調症）

患者と医師

協力体制

精神科作業療法の
取り組みに興味津々

安心・
信頼

●フルートのセミプロ
（統合失調症）
スーザン

●中学生
（統合失調感情障害）
カリーナ

●芸術家（元作業療法室顧問）
マーシャ
染色家であり機織りのプロ
創造性豊かでしつけ上手

杜のホスピタル

担当ソーシャル
ワーカー

作業療法への参加

信頼

先輩　後輩

●精神保健福祉士 (PSW)
ウェンディ
福祉職ソーシャルワーカー
日本の精神医療に少し疑問

同僚

●作業療法士 (OTR)
オットー
作業療法を楽しんでいる

●作業療法士 (OTR)
ピーター
作業療法への探求心が強い

# プロローグ

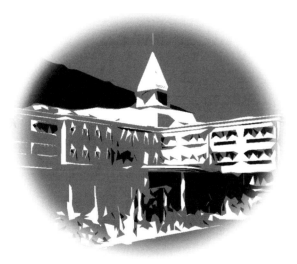

# ❖ ドイツ・ウルム

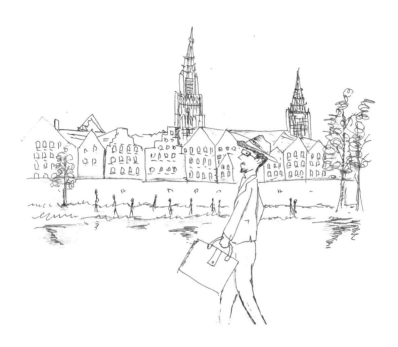

　ドイツ、ウルム市は人口約10万人。ドナウ河畔のこの町は南ド
イツ、バーデン・ヴュルテンベルク州にあり、古くより、ドイツか
らスイス、イタリアに通ずる交通の要所として栄えていた。
　かつて街をとり囲んでいた古い城壁が一部残っており、町の中心
には教会としては世界一高い塔（161 m）を有するゴシック様式の
ミュンスター教会がある。この塔はこの町のシンボルになっていて、
市民は旅から帰ってくる道すがら、遠くからその塔の先端が見えて
くるとホッとするという。このミュンスターに通じる駅前通りでア

インシュタインは生まれている。

　1985年春、若きドットーレは脳の神経生理学に関する博士論文「運動の際に脳に発生する電位の、統合失調症患者と正常人の比較」を完成させ、その分野の第一人者であるコルンフーバー教授に送った。それが認められて、科学研究員として招聘され、ウルム大学に籍を置いていた。

　ドイツの大学入試制度は、戦前からのヘルマン・ヘッセの小説中の描写と比べてもあまり変わっていないのではないか、と思わせる制度を守っているように見える。ドイツでは試験を受けて希望するのは学部であり、大学間では自由に移動できるので、格差は問題にされない。

　ドットーレは、大学生の生活を身近に見る機会を得、彼らをつくづく、うらやましく思った。

　大学の移動は学問的な理由だけではない。例えば、ドットーレの実験の被験者になってくれた女学生は生物学を専攻していたが、「ヴュルツブルグ大学にボーイフレンドがいるから、そちらに移ることにした」との葉書をよこした。

　ドットーレの家族が住んでいた、家主のルエスさんの姪御さんは、チュービンゲン大学で法律を学んでいた。自宅から大学まで車で2、3時間の距離にあり、「下宿していても、休日には帰ってこいと親がうるさい。もっと自由に大学生活を送りたいでしょう」といたずらっぽく話していて、その後間もなく北の端のハンブルグ大学に移ってしまった――という具合。

授業料はタダもしくは数千円の登録費のみですむ。ただし、健康管理の意味で健康保険への加入が義務づけられている。

　学生の生活費は1月1000マルク(当時1マルク=80円)あれば上等、800マルクでやれると聞いた。

　ドットーレは家族連れで通常の保険料が大変なので、教授の計らいで、ちょうど空きのあった化学科の学生にもしてもらい、学生保険ですますことができた。講義や試験はすべてスルーしたので、いつ落第通知が来るか、と戦々恐々として待っていたが、とうとう何も来ず、神経生理学部門の科学研究員兼学生で通してしまった。

　ドットーレは神経生理学研究室に在籍していた。その研究内容は、脳波を記録しながら、被験者に課題を与えて、その間に脳波を1 msec間隔で記録し、それをコンピュータ解析する。部位間のコヒーレンス（波形の類似性の程度）、Cross-spectorum analysisによる脳波の位相と時間のズレの分析、脳波の部位間の相関等で、それらと課題との関係を見ることであった。


　学生の勉強の方はというと、ドットーレのいた研究室には、3人の医学生が博士論文のために出入りしていた。大学院はなく、休日休暇返上で、猛烈に勉強・実験をして、堂々とした博士論文を書き上げ、卒業と同時に医学博士を取る学生もいる。それでも医師過剰のため、いいポストはなかなかなく、女学生のフレッヒさんは「50通以上、応募の手紙を書く」と不安気であった。

　学生向けの図書室には教科書が1種当り20冊は置いてある。図書館司書は館内での閲覧文献の後片付け、コピーサービスに加え、調査、文献・本 の取り寄せ、配送までもしてくれる。

　ドットーレの専門である精神科関係の図書では、クレペリン（Emil　Kraepelin　1856 - 1926)の『精神医学教科書Psychiatrie』が初版から開架に置いてあった。1883年に刊行された初版は袖珍本の体裁で384頁だったものが、1909年刊の最後の8版では全4巻5,109頁にもなっている。

　初版は彼がまだライプチッヒ大学の講師時代の著作で、師のグッデン教授*に捧げてある。4版のハイデルベルグ教授時代、8版のミュンヘン大学教授時代と彼の人生をまさに著している。その膨大さに、大伽藍を見上げるようなめまい感と、畏敬の念におそわれた。北杜夫の『楡家の人々』中のクレペリン教授は、冷厳な人間であるかのようだが、この精神医学教科書中に見られる、ミュンヘン大学精神科病棟設計図には、今なお、日本でこれだけのものがつくれたら、と思わせるような、患者への深い配慮と優しさを感じさせるものであった。

　そういった、大学制度に限らず都市計画、居住環境整備においても、恒久的設計を可能にする伝統が彼の地にはある、と思う。

---

* Prof.Gudden　森鴎外の『うたかたの記』中のバイエルン国王・ルードヴィッヒⅡ世の待医としても知られる。

ミュンスター教会に通じる駅前通りを抜けた先のテアター、ウルム市立歌劇場もドットーレのお気に入りだ。

　ウルム市のテアターはドイツ最初の市民劇場で、カラヤンが20代で指揮者としてデビューした劇場として知られている。毎日オペラもしくはオペレッタが公演されていて、そこには指揮者、オーケストラ、オペラ歌手、舞踏家、合唱団、演出家、舞台監督、舞台裏スタッフが市職員として働いている。その運営費として、興行収入の他に市から毎年10億円以上の支出がされている。ドイツでは人口10万人以上の都市では、ほとんどのところがウルム市と同じように歌劇場を持っている。

「そんなにお金を遣って」と言う声もあったが、「文化を育てないと市民の心が荒れる。それが市の荒廃につながる」としりぞけられたという。

　公演に来る観客は、少しオシャレをして、劇場の雰囲気を楽しみ、幕間にはワインを片手に会話を楽しんでいる光景が見られる。


　演奏はいつも最高のレベルで行われるとは限らない。ドットーレはあるオペラ公演の時のことを思い出す。

　その夜の1幕目の演奏は、素人のドットーレが聴いていても納得がいかない。それで、その1幕と2幕の幕間に、常連客らしい隣の初老の人に話しかけた。

「今夜の演奏はなんだか変だと思いませんか？」

「僕もそう思ったよ。でも彼らだって人間だから、いつも最高の演奏をできるとは限らない。こんな時もあるさ」

　と事もなげな返事。

　ちょうどその時、たまたま楽屋裏を訪ねる機会があった。

　さっきの演奏が変だとはこちらからは言い出せなくて、演奏家と他の話をしていると、彼の方から
「実は、指揮者と楽団員の間で、ある出来事のことでシックリいってなくてね……、でも先ほど、これではダメだね、と皆で話していたところなんですよ」との話。

　第2幕目からの演奏がガラッと変わったのだった。

　それにしても、隣席の人の演奏に対する寛容さ！　普段からオーケストラとの距離が近く、むしろそのようなことも含めて楽しんでいるのだろう。

　このような聴衆のいるウルム市の音楽家は幸せだ。

　舞台や演奏を評価し、理解すること、人を理解するうえでの寛容の大切さを感じさせられたテアターでの一夜だった。


　そう言えば、テアターは一方的に観賞するためだけではなく、演奏の他にも、衣装、舞台装置、演出など舞台を作り上げている様々な要素について、知人や見知らぬ人とでも意見を交換し、話し合うことを楽しむための場でもあるのだ。

　公演の他に、市民の大きな楽しみはテアターの一般開放日だ。この日は、誰でもテアターのほとんどどこにでも入れて、目の前で練習を見学し、舞台裏を探検し、大道具に乗り、小道具をいじり、かつらや衣装を試したり、おとぎの国体験ができる。

　文化によって市民の生活が豊かになるとはこういうことか、とドットーレは日々身をもって体感していた。

　公演がはねた後、スタッフは楽屋裏のカンティーナ（軽食堂）で

軽飲食をとりながら、おしゃべりをして緊張感をほぐして帰途につくのが常である。

　何回もテアターに通っていたドットーレは、カンティーナもフリーパスのようになっていて、その日の演奏家たちと気軽に同席ができた。

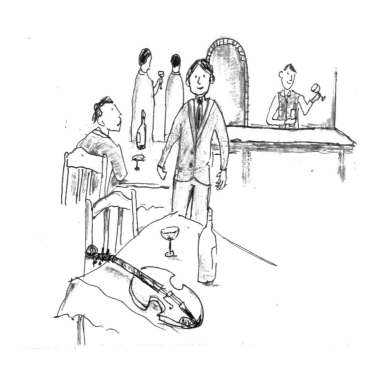

　ある夜の公演後、ドットーレはいつものようにカンティーナで、演奏家の磯村寿彦、磯村みどり、杉本暁史の各氏と雑談をしていた。そこで、ドットーレにある計画が持ちかけられた。

「来年からテアターの夏休みを利用して、数人の音楽家で日本縦断演奏旅行を考えているのですが、ドットーレが日本に帰っていたら、そこでの演奏会に協力してもらうことは可能でしょうか？」

　それは、ドットーレにとってとてもうれしい申し出であったことは言うまでもない、が……。それには様々なハードルがあるだろうと思案をしていると、磯村氏は続けた。

「もうすでに日本にはドイツからの演奏家はたくさん来ていると思います。でも、日本でのクラシックの演奏会というと、まだまだ大都会に住む特別な人たちのもので、堅苦しいイメージが強くて、気軽に楽しめる雰囲気ではないですよね。それをもっと身近なもの、楽しめるものにしたいのです。

　私たちがウルムで演奏家として生活していて感じることは、音楽を含めた芸術や文化は、市民の日常生活の一部として不可欠なものだということなんです」

　その言葉にドットーレは大きく頷いたのだった。


　ドットーレはその後帰国すると、精神科部長をしている叔父に誘われて総合病院精神科で働くことにした。同時に、地元の大学で非常勤講師（臨床教授）として、大学（院）で不定期に教えることになった。

# 1章

# 脳内世界の部屋

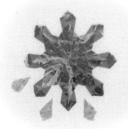

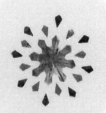

大学の朝早い講義は比較的空席がある。

その中で、一番前の席に陣取り、目を輝かせている学生がいた。

彼——パスカルは、年度の始めからその講義を楽しみにしていたのだ。

彼が脳について興味を持ったのは10代初めの頃、親しくしていた叔父が「統合失調症」を患ったのがきっかけだった。

「人が変わってしまった」と嘆く父の顔が忘れられない。

父からは交流を止められ、伝え聞く話は物騒なことばかり。

精神病と言うが、実際のところ、脳の病気らしいと聞いた。

しかし、それから叔父のことはよくわからないまま、自分の「外」に置かれたように感じて過ごしてきた。

そんな折、大学の授業計画で見つけたのが、この大学の客員教授で精神科医でもある、ドットーレ博士の脳の講義だった。まるで自分のために用意してくれたような思いがして、飛びついたのだった。

# ❖ ドットーレ博士による脳の講義

## 脳神経細胞数と周りの世界の情報量

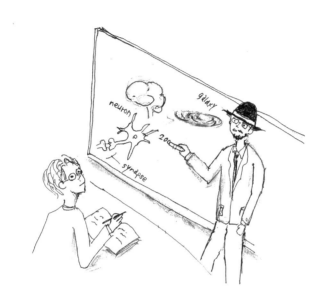

「皆さんの頭の中の大脳皮質には、おおよそ2千億個もの神経細胞があると言われています。その数は、我々の太陽系がある銀河系の恒星の数と同じくらいなのです。

　そして、それぞれの神経細胞の大きさは $10\,\mu\mathrm{m}$ （0.01 mm）くらいです。それらは孤立して存在しているわけではありません。

　シナプスと呼ばれる構造で、他の神経細胞とのわずか1$\mu$mの間隙に神経伝達物質を放出し、情報を交換し合うことによってつながっているのです。ここが重要です。

例えば脳卒中のように他との連絡が断たれると、神経細胞は死んでしまいます。

　ではひとつの神経細胞は、一体いくつの他の神経細胞とつながっているでしょうか。ひとつ？　ふたつ？

　実はひとつの神経細胞にあるシナプスの数は数千から数万あると言われています。その神経細胞が２千億個……掛けていくと、とても計算しきれない天文学的な数になります。

『このホモ・サピエンスの小さな脳は宇宙に匹敵するのではないか』と言っていた人もいます」とつぶやきながら、ドットーレは講義を続けた。

「さらに、個々のシナプスには、分泌される神経伝達物質の量に関わるシナプス強度もあるのです」

「はい」

　ドットーレ博士の講義を聴いていたパスカルは即座に手を挙げた。

「そんなにたくさんの神経細胞とそれをつなぐネットワークは、一体なんのためにあるのですか？」

「いい質問ですね。それではここで、私たちの脳が世界から受け取る情報量に注目し、それに対して神経細胞の量はどの程度のものなのか考えてみましょう」とドットーレ博士は続ける。

「例えば、視覚情報を見てみましょう。私たちは周りの世界をカラーで見ています。このカラーの世界を再現するには、どれだけの情報量が必要でしょうか？

　わかりやすくするために、ここでは皆さんが利用しているデジタル写真を例にして、目から入る情報量がどれくらいになるか、ざっと計算してみましょう。

　まず、写真の色は赤（Red）、緑（Green）、青（Blue）の3つの色情報の組み合わせで表現され、RGBカラーと呼ばれます。デジタル写真の画像データを情報量として見てみると、写真はいずれも画素（ピクセル）と呼ばれる細かな点の集まりです」

　と、おもむろに黒板に数字を書き始めた。

「1画素につきRGBそれぞれ1 byte = 8 bit（2の8乗 = 256）色の情報が納められています。R, G, Bが(255, 0, 0)なら真っ赤、(128, 0, 128)なら濃い紫という具合です。色の表現数は1画素につき256の3乗となり16,777,216色となります。

　現実世界と比べてそんなに違和感なく見える、2000万画素の写真の場合、その情報量は写真1枚で、

　16,777,216 × 20,000,000 = 335兆5443億2000万と"何百兆という数"となるのです。

　さらに実際に目に入る情報は、写真1枚どころか見渡す限りで、しかも動画です。これはあまりにも多い量なので、人間の脳の視覚の神経細胞をもってしても一度には処理しきれません。

　つまり、ヒトは目に見えるものをしっかりと見ているつもりですが、そうではありません」

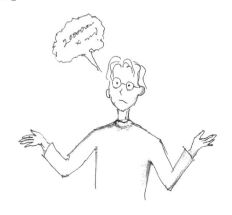

## なぜ意識の集中が必要か？

「例えば皆さん、目をつむってみてください。目をつむると見ていたはずの景色をきちんと思い出せない。絵に描こうとしても写真のようにはほとんど描けないどころか、色、配置についてもかなり曖昧です。つまり、漠然としか見ていないのです。

　だから、実際の生活において何かをする際には、どこかに焦点を絞り、脳が処理できる程度に情報量を少なくしていることになります。そこで、何のどこに注意を集中して焦点をあてていくか、が重要となるのです。


　このことを示す有名な実験があります。

　被験者に、白いシャツの３人と黒いシャツの３人がバスケットボールをパスしている映像を見せて、「白いシャツの人が何回パスをしたのか」を数えるよう指示を出します。実はその映像中にゴリラの着ぐるみを着た人が通り過ぎるのですが、驚くべきことに、指示を与えられたほとんどの人は、そのゴリラの存在に気が付かなかったと言うのです。

　もっと簡単な例で、有名な"ルビンの壺"の絵の例を挙げます。

　この例では、注意を黒の部分に向けると壺が、空白部分に向けると人間の横顔が見えてきます。しかし、同時に壺と横顔を見ることはできません。すなわち、このような簡単な絵にも関わらず、意識的な注意の切り替えが必要ということになります。

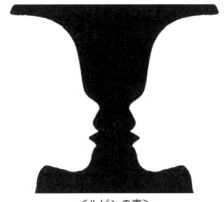

＜ルビンの壺＞

　外から入ってくる視覚情報だけをとっても、これだけの情報量が
あるのですから、それらに対応するのに脳がどれだけの機能を有し
ていなければいけないのか？

　今日お話ししたのは、視覚情報についてですが、視覚的情報の入
力は皆さんが思っているよりも限られています。とても少ない。そ
のために注意の切り替えが必要ということでした。例えば、画家は
デッサンに何日も費やさなければならないようにね。

　それらの膨大な情報は、経験を通して脳の中に記憶として蓄えら
れていきますが、何が蓄えられているのかは本人にもわかりません。

　それらの記憶は無意識の中に蓄えられていて、必要に応じて、も
しくは状況に応じて、あるいは状況に支配されて取り出されるよう
です。

　そして、その取り出され方に、脳の神経のつながり方やその神経
回路の発達具合が関わっているようなのです。

例えば数学など、特定の分野で素早く発想や計算ができる人や優れた研究者は、その回路が先天的によくできているためか、もしくは訓練によって発達し、洗練されて効率よくなったためと考えていいでしょう。だから、何かを考えているときや、夢の中で出てきた内容でさえもその回路と容易につながる、いわゆるヒラメキが生まれやすくなるのです。

　芸術、スポーツの分野でも同じことが言えるでしょう。

　逆にPTSD（心的外傷後ストレス障害）のように、極めて異常な恐怖を伴った体験をした場合、それに関する記憶回路が非常に太くなることで、良いつながりとはならずに、状況に関係なくその体験がふいに出現する病的な場合もあります。

　そういう風に考えると、2千億個と言われる大脳神経細胞とそれらをつなぐシナプスの数は案外妥当な数字なのか、使い切れていないのか、あるいはまだまだ足りないから海馬における入力の段階で制限されているのか……現代神経科学ではそれを測定する段階まで至っていないのです」

　というところでベルがなった。


「今日の講義はここまでですが、人間の脳には、今日お話しした大脳皮質の他にも、それ以上の神経細胞を有すると言われている小脳や、その他基底核と呼ばれる独自の機能を担当している様々な神経細胞群が大脳皮質下にあります。それらを知ろうとすることは、まさに宇宙を探検するようなものと言ってもいいでしょう」

　としめくくられた。

## 統合失調症を患っていると集中ができないのは？

　パスカルの頭の中はあまりにも膨大な数字に圧倒されてしまった。そこで、博士の研究室を訪ねることにした。

「先生のおっしゃる通り、人間の感覚には視覚だけでなく、聴覚や、嗅覚、味覚、痛みなどの身体の感覚すなわち体性感覚もあります。それらを情報量にするとどうなるのでしょうか。

　その他にも、身体を動かす働きや考える機能だってありますし」

　パスカルは講義のときに思った疑問を投げかけた。

「そうだね。身の回りの現象すべてを明瞭に知覚することは、通常の人にとってはほぼ不可能に近い。

　もしそのようなことをしていたら、あまりの情報量の多さに脳は混乱して、何がなんだかわからなくなってしまうかもしれない。だから優先順位をつけて、意識を整理して、重要なことだけに集中する必要がある。他にも、その働きをすべて意識できない自律神経がある」

　パスカルは少し迷ってから、切り出した。

「実は、僕の叔父が精神科病院に通っていて、統合失調症と診断されています。

　僕が小さいときは、よく可愛がってもらった覚えがあって、頭もよくトップクラスの大学にも入ったのですが、その頃より、勉強に集中できなくなってしまい、とうとう中退してしまったそうです。

　精神的な病気になると、何事においても意識を集中することが困

難になるようですが、それはどうしてでしょうか？」

「その場合は、なぜ集中できないのか大きく二通り考えられる。神経症レベルの場合だと、悩みがあって集中できないのだが、自分が何に悩んでいるかをわりとわかっていて、そのために集中力が落ちているという自覚もある。

　統合失調症では、集中できなくなるはっきりとした悩みや理由があるとは限らない。まず生活が乱れてきて、そうしているうちに幻覚や妄想を体験し、それらと現実との区別がつかない状態になってしまうのが特徴だ。そのため現実生活において、収集がつかなくなることが問題なんだ。

　したがって、現実世界に意識を集中することも難しくなってしまう。話すことも、しどろもどろ、ひどくなると支離滅裂になってしまう場合もあるんだ。この症状を連合弛緩と言うのだがね」

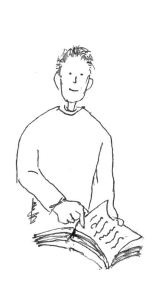

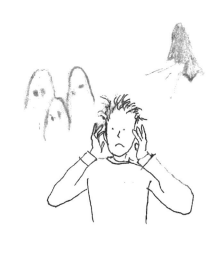

「どうして、そのような症状が出るのですか？」

「講義でも話したことだけど、脳は神経細胞間のシナプスによって連絡し合っている。そのシナプスでの連絡を受け持っている神経伝達物質の分泌量に問題があると考えられている。

　統合失調症の場合だと、ドパミン仮説と言って、ドパミンと言う神経伝達物質が過剰に分泌されて、異常な精神症状が起こるとされている。それを抑える方向で調整するのが、現在の抗精神病薬なんだ」

「その後叔父とは、父に止められて、ほとんど行き来はなくなりました。というのも叔父は家に閉じこもって、外出もなかなかできなくなったのです。それはどうしてでしょうか？」

「幻覚・妄想の内容が、本人にとってあまりにも辛いものだと、外出ですら耐えがたくなる。現実に対しても、興味も関心も持てなくなってしまうこともある。それが高じて、自分の殻の中に閉じこもってしまうことも多いのだよ。

　そこで大きな問題となるのが、本人にはこれら諸々の症状が病気の症状だという自覚がない、つまり病識がないということなんだ。だから家族が心配して、『そのようなことは現実にあり得ない』と筋道を立てて説明しても、受け入れられないことも多い。それで病院にかかろうとしないことが大問題なんだ。

　……さて、話も途中だけれど、残念ながらちょうど出かけるところなんだ」

　ドットーレは残念そうなパスカルの顔を見て、ふと思いついたように言った。

「そうだ、よかったら一緒に来るかね」

「どちらまで行かれるんですか」

「いやね、心理学者の友人が感覚遮断室なるものを作ったので、見に来ないかと言うんだ。人間の脳の仕組み、ひいては統合失調症について理解することへのヒントになるかもしれないよ」

「ぜひ、ご一緒させてください」

(参考文献)
理化学研究所　脳科学総合研究センター編.『つながる脳科学　「心のしくみ」に迫る脳研究の最前線』. 講談社 , 2016, p.94.

# ❖ パスカル　幻覚・妄想を体験する

## 感覚遮断タンク内で起こること

　目的の研究室に着くと、ドットーレの友人ダ・ポンテ心理学博士にそのまま実験室まで案内された。

「感覚遮断実験室というのは、考えられる限り人間の感覚入力を減らした環境なんです。

　どういう装置かと言うと、その部屋を真っ暗にして（視覚の遮断）、防音にして（聴覚の遮断）、室温も暑くも寒くもない温度にする。小さなプールの中に、身体が沈まないくらいに塩分濃度を調整して、体温と同じ温度の水を張り（体性感覚の遮断）、その環境で過ごす間の人間の精神状態を見るものなんです」

「つまり、見えない、聞こえない、体で何も感じないってことですよね。それが心理学とどうつながるんですか？」

「パスカル君、でしたね。

　例えばパスカル君が今こうして説明を聞き、思考を巡らしている間にも、脳は同時に視覚・聴覚・触覚等々あらゆる情報の処理もしているのです。現実世界との擦り合わせをしているともいえますね。

　こうした『人間の五感を通して脳に入る外界の様々な刺激』が遮断されたら、脳の働きはどうなるのかを見るものです」

　パスカルの頭の中に、そんなに変化があるだろうか、という疑念と、もしかしてすごい効果があるのでは、という期待が入り混じって浮かんだ。

「そうだ、せっかく私のところを訪ねてきてくれたのだ。見学だけではよくわからないでしょう。ついでにこのタンクの中に入って体験してみませんか」
「ぜひとも試したいです」

　そうしてパスカルは、水着に着替えてそのタンクの中に入ることになった。浮かんでしばらくたって……、と言うのも、時間がどれくらいたったのかその感覚すらなくなるからか、いつの間にか、外からは入ってこないはずの声が、
「お前は、ドットーレ博士の言うことぐらい簡単にわかるはずだ、人間の情報処理能力が……」と、頭の中に入ってきた。
「その神経細胞のシナプスの数に対応するならば、研鑽に励んでいるお前の場合、お前の脳のシナプスの数は全宇宙の星の数をはるかに凌駕し、そこに充満する光のスピードよりも速く伝達するだろう。したがって……」

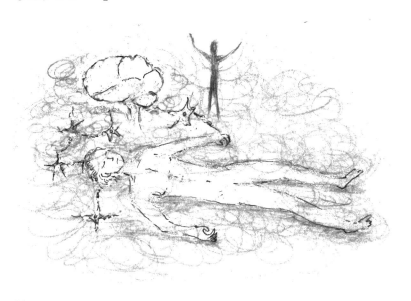

　タンクの中にいるパスカルは、その幻聴の言うことをすっかり信じ切ってしまい、自分は天才で、人間の脳の感覚処理の仕組みを解明した、と有頂天になってタンクを出たのだった。

　普段着に着替える間も、その大発見をしたという感覚は続いていて、そのことを博士に話そうとしたタイミングで、やっとそれらが自分の思い過ごしにすぎないことに気がついた。

「あれは空想ではありません！　空想だったら、その段階でそれと気づいて、その自覚もあったはずです」

　ドットーレは、そんなパスカルの興奮した様子を観察しながら口を開いた。

「そうか。外界からの感覚をほとんど遮断されたタンク内では、君のような正常者においても、抑制を失った脳が言わば暴走して幻覚・妄想が出現するということだ。それは、脳の働きに対して外界からの様々な感覚刺激によるフィードバックが効かない状態と言ってもいいだろう。しかも、その段階でそれらをあり得ないこと、異常なことと自覚することができないというのも面白い。だから、そのタンク内にいる間は自ら訂正することができなかったんだ。

　その意味では、あの時の君の体験は一過性の妄想と言ってもいいのだよ」

　ダ・ポンテ博士もドットーレに続けて口を開いた。

「他の例をあげると、ノーベル物理学賞を受けた R.P. ファインマンも感覚遮断タンクに入った際の体験として、『自我が体の外にいてこれを外から眺めている』対外脱出体験や、『脳の中の記憶貯蔵のしくみを発見した』体験を書いているんだ……。

もちろん、そういった"異常な"体験をしないで感覚遮断タンクから出てくる者もいる」

　パスカルは、ふっと我に返ったような心地になった。

「先生、そもそも"妄想"とは何を意味するのですか？」

「そうだね。妄想を定義すると"訂正不能な思考判断の誤り"となる。

　例えば、『私は医者で、父はナビル星人です』という妄想を持った患者がいるとしよう。空想の場合だと、自分がそういう空想をしているとわかっている。

　一方、妄想の場合は、患者に『あなたは自分を医師と言うけど、医師の免許も持っておらず、現在患者として入院している。父親がナビル星人と言うことについても、あなたには現実的に日本人の両親がいるでしょ』と説得しても受け入れられない。論理的に説得しても意味がない。それどころか『この精神科医は私のことをちっともわかってくれていない』と思われてしまうのがオチだろう。そういう精神状態なのだ」

「わかりました。しかし、感覚が遮断されるだけで、普段通りの思考をしているつもりが"訂正不能な思考判断の誤り"になってしまうのはどうしてでしょう？　脳の負担が減って、むしろ思考に集中できそうではありませんか？」

「合理的に考えるよう高度に訓練された人間でも、タンク内のように外からの刺激がなく、ほぼ純粋な人間の脳の中の働き、すなわち精神内界の機能だけしかない世界におかれると、実際にはあり得ない感覚・考えが出てきたとしても、訂正できずにそれに支配されやすいということです」

　と、ダ・ポンテ博士。

## 夢、統合失調症、環境との関係

「実はこれは夢の中の世界に似ています。

　夢を見ている間のREM睡眠中は、身体がその夢に応じて動くと大変なことになるから、身体が夢の内容に反応できないように、脊髄から末梢への神経伝達が遮断されて、立って動く際に働く筋肉である抗重力筋が麻痺しているのです。

　睡眠も生理的な感覚遮断状態と言ってもいいでしょう」

　「そうですよね。夢を見ている間、これは夢だなんて普通思えないですものね。そしたら逆に考えて、現実が現実であることはどうしたらわかるんでしょうか？」とパスカル。

「それは周りからの刺激、例えば感覚刺激や声かけに対して適切に反応できるかどうか、フィードバックができるかどうかでしょうね。

　夢から醒めたばかりの段階では、夢か現実か区別がつかない時があるでしょう？　その場合は、どこかをつねって、現実的な刺激を与えてやればいい。それで夢なら醒めてくれます。タンクから出た時と同じですね」

　ダ・ポンテ博士は続けて、

「普通の睡眠では、入眠後、nonREM睡眠から始まって、約90分たって最初のREM睡眠が始まって夢を見る。

　脳波を見ると、nonREM睡眠中の脳波は覚醒中の脳波と違って周波数が明らかに遅い。一方、REM睡眠中の脳波は覚醒時の脳波と酷似しているんです。これは、それだけ脳が活動していることを意味しています。

その後90分毎に周期的にREM睡眠が出現して、そのREM睡眠中に夢を見ます（図1）」

パスカルは熱心に耳を傾ける。

「通常、REM睡眠と覚醒の間にはnonREM睡眠があるから、入眠時や目覚めた際に、夢と覚醒をはっきり区別できる。ところが目が覚めている状態からnonREM睡眠を経ないで、いきなりREM睡眠に入るとその区別ができません。

本人には、現実だという意識があるから自分をつねることもしないし、第一つねろうとしても、筋肉が麻痺している状態のREM睡眠中だからつねることもできない。その間は"現実的なフィードバックが効かない"状態になっているとでも言うのかな。

そのように、正常な精神状態からいきなり異世界に入ると、通常では考えられない非合理的なことを経験したとしても、そのことに本人がまったく気づけない、自覚できないということなんです」

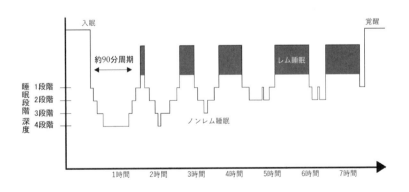

図1　REM睡眠とnonREM睡眠の睡眠周期

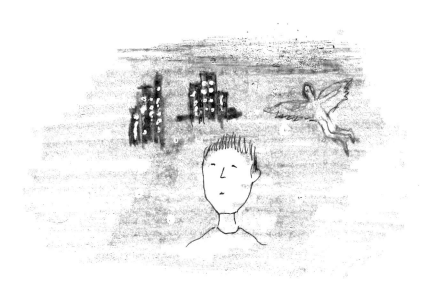

「例えば、親しい人に不幸があった場合など心理的にストレスが強くかかると、身体の日内リズムが崩れて、睡眠覚醒リズムにも影響します。そのような夜、寝入りばなに足元にその人が立っていて、自分に何か話しかけてくる、もしくは自分の上にのしかかってくるような体験をしたことはありませんか？」

「あります。あります」

「その時、当然それに反応しようとするし、その最中は現実のことだという意識があるのですが、身体が言うことを聞いてくれない。夢を見ている間は抗重力筋が麻痺しているからね。

　苦しい思いをしてもがいていると、ふと目が覚めて、ああ、あれは夢だったのかと気づく。そういう体験をした覚えはないですか？俗に〝金縛り現象〟といわれますが、医学的には〝入眠時幻覚〟と言うことになります」

「意識が明瞭で覚めているという現実からすぐに夢の世界に入った場合、夢と現実との区別がつかない、ということですね」

　ここで、ドットーレがひき継いで、

「ということはどういうことか？　夢も感覚遮断の世界も、自他の境界が曖昧になることから生じる現象ということではないか？

　その点で統合失調症を発病すると、幻覚なり妄想を異常なことと気づけない、病識を持てないことに似ていて興味深いね。

　夢は醒めればまた元の自分や、実際の刺激に満ちた世界に戻れる。感覚遮断タンクもそこから出さえすればいい。周りからの刺激や、今話しているように周囲との交流で訂正できるからね。言い換えれば、ダ・ポンテ博士が言うように、“それによってフィードバックが効くから”と言える」

「夢やタンク内の妄想から抜け出すのに、いかに現実からの刺激が大事か、ということですね」


「ここで、これまでのことをまとめておこう。

　夢はその中にいる限りは、なんだかおかしいと、うっすら気づいている場合もあるが、その不条理さに気がつかない。目が覚めて、外界からの刺激を受けて初めて気づくことができる。

　感覚遮断タンク内では、覚醒しているが、不条理な考えが浮かんでくる。外からの刺激がないからだ。しかし、刺激のある外に出さえすれば、正常に考えられる。

表1　夢・感覚遮断・統合失調症の比較

|  | 夢 | 感覚遮断 | 統合失調症 |
|---|---|---|---|
| 合理性 | なし | なし | なし |
| 意識（覚醒） | なし | ある | ある |
| 通常の外からの刺激による合理性獲得 | ある | ある | なし |

　この表1を眺めていて思ったんだが、統合失調症の場合は、目覚めていても、通常の刺激では、自分の考えの不条理さに気づけない、心を動かされない。そこに問題があるのではないか、と。

　では、もっとインパクトのある刺激や環境、例えば芸術に接する機会が多くなればどうだろうか。その際に感動的体験を受けられれば、それによって、その間だけでも妄想を忘れることができる。もしくは、患者の心が開かれて、正常な感受性を取り戻す可能性は大きくなるだろうか？」

　ドットーレは続けて、

「刺激の質や場面は異なるが、心理社会的療法、オープンダイアログ (Open Dialogue*) などの機会が増えたら、確実に統合失調症の再発率は減少するという報告もある。

---

*　Open Dialogue（開かれた対話）：患者とその家族や友人、精神科医だけでなく臨床心理士や看護師といった関係者1ヵ所に集まり、チームで繰り返し「対話」を重ねていくというもの。

もちろん、薬物療法は必須だがね」

　うーん、とここでパスカルはしばらく考え込み、

「すると、起きている普通の人、例えば僕が自らの行動・思考・知覚に対して、正常・異常の区別ができ、その自覚を持てるのは、今こうしている間にも現実からの刺激をフィードバックしているからなのでしょうか？」

「いいところに気がついたね。パスカル君の場合だと、それまでの経験と、現在の自分の体験と照らし合わせて、フィードバックを適切にできるから、ということが説明のひとつになるだろうね。

　この経験という入力に対応して、脳内に起きるフィードバックという仕組みが重要で、統合失調症の場合、この無意識のうちに起こる脳のフィードバックの生理学的仕組みに問題がある、という研究報告がある。

　現実における体験が、脳の中に正常者のようにピシッと入っていかないから、現実への対応や幻覚・妄想の修正がうまくできない仕組みになっているのかもしれないね」

　と言ってドットーレとダ・ポンテ博士は、何やら打ち合わせのために別室に行ってしまった。

　その間にパスカルは、ドットーレから渡された論文を読んだ。

「脳関連電位のうち、動作後のフィードバックを示す P300 という電位が、統合失調症において出現しない場合が多い」という内容だった。

　パスカルは、現実に起きていることに対して、無意識的に発生するフィードバックが生じない状況を考えた。それが統合失調症になってしまった人が感じる状況なのかもしれない、と想像を巡らせていると、ドットーレが戻ってきた。

「先ほどの話の続きですけど、合理的なものと不合理なものの区別や修正に大切な、外界からの刺激と脳内のフィードバックというのは、つまりは人間であれ、書物であれ、自分以外のもの、外の世界との交流と言っていいですか？」

とパスカルは尋ねてみた。

「その意味では、良い刺激のある環境での生活、例えば人、芸術、本、教育などはとても重要なものになるだろうね」

まだまだ、わからないことだらけのパスカルは、

「それでは、僕が感覚遮断タンクで体験した幻聴・妄想と統合失調症のそれとの違いはどこにあるのでしょうか？」

「たしかに統合失調症の場合、パスカル君も気づいたように、現実世界にいるにも関わらず、それによるフィードバックが効かない状態になっていると言ってもいいかもしれない。統合失調症の重症度にもよるが、幻覚・妄想という現象から見ると感覚遮断タンク内にいるのと似たようなものだろうね。その環境にいる限り訂正が効かないという点ではね。

異なるのは、これも重要なのだが、統合失調症の場合、その内容がほとんどの場合被害的なもの、もしくは、直接関連がないのに自分に関係があると信じてしまう関係妄想等で、他にも奇妙な動作や表情が見られ、治療しないとそれらが続く。

感覚遮断状況で起こるそれは、その特殊な状況から出ることで、通常の刺激を受ける環境下で自分を取り戻すことができる。

しかし、長時間、感覚遮断状態に置かれると、どうなるかわからない。独房に長期間閉じ込められると起こる拘禁反応が、それに近いかもしれない」

「先にあげたファインマンの体験報告で、"魂が身体の外にある"という体験も、感覚遮断環境下でないと起こり得ないでしょうし、例えそう思ったとしても、視覚が遮断されていなければ、自分の目で確かめられます」

と、ダ・ポンテ博士が補足する。

この場の話にのめり込んでいたパスカルは、ハッと思いついて、
「感覚遮断と言えば、一心不乱に人里離れた山や洞窟にこもって修行した昔の僧の場合も感覚遮断に似ていて、その人たちが達する境地もある意味妄想に似ていませんか？　それと、感覚遮断で生まれた妄想と異なる点はどこにあるのでしょうか？」
「面白い視点だね」
とドットーレ。
「その場合、そもそも"修行しよう"とする強い動機と意図があるし、その性質も当然異なるわけだ。長時間、山道を走ったり危険に身をさらしたりと、様々な状況に身を置いたりもする。

時間的な面から見ると、修行の長さとも相まって、それらに耐える精神力も関係するだろうし、その間、現実との葛藤から来るフィードバックも当然ある。そこから得たものは経験としても深くて、その持続の長さも当然違ってくるだろうね」
「何が違って、何が似ているのですか？」
「感覚遮断から生じた妄想は、その状況から出ると間もなく"解ったつもり"だったことがわかるのに対して、長い間の修行から得た悟りと呼ばれる境地には、当然のことだけど、持続性がある。

私が思うに、その過程が重要で、修行の中での様々な試練、葛藤

があり、それらを乗り越えられた境地には洗練があり、孤独に修行していたからといって、自閉的でなく開放的なんだ。

　だから、他の人たちにもそのことを知ってほしい、という気持ちが生まれる場合もある。いわゆる伝導だね。修行という性質、それと量、それらの全過程から説得力と持続力が生まれたということかもしれないね」

　ドットーレはしばらく思案して、

「感覚遮断という状況から生じる幻覚・妄想という体験と、統合失調症のそれに共通することは、自我の境界が……したがって自他の境界も曖昧になることかな？」とつぶやくように話した。

　ドットーレ博士と別れて、今日の出来事についてもの思いにふけりながら帰るパスカルの頭の中に、

「大脳の神経細胞の数は銀河系の星の数と同じくらいある、したがって……」という言葉が響いてきた。

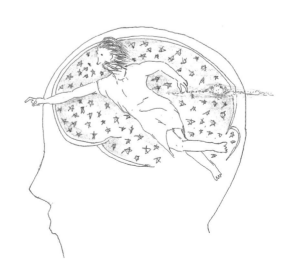

「あれっ、これってどこかで聞いたような、本当のこと？　もしか
して僕の妄想……？

　こういう時は……そうか！　今こそフィードバックが必要なん
だ。そうだ、先生に聞いてみよう！　その前に本や Google で調べ
てみるかな……」

（参考文献）
北村晴朗・大久保幸郎編.「1 章 環境刺激制限の心理学―研究小史」『刺激のない世界
- 人間の意識と行動はどう変わるか』. 新曜社 , 1986, pp.1-23, pp.285-287.
Y. Takasaka, (1985). Movement-related cerebral potentials in schizophrenics.
*Folia Psychiatr Neurol Jpn*, *39* (2), 173-184.
Y. Takasaka, (1985). Expectancy-related cerebral potentials associated with
voluntary time estimation and omitted stimulus. *Folia Psychiatr Neurol Jpn,*
*39* (2), 167-172.

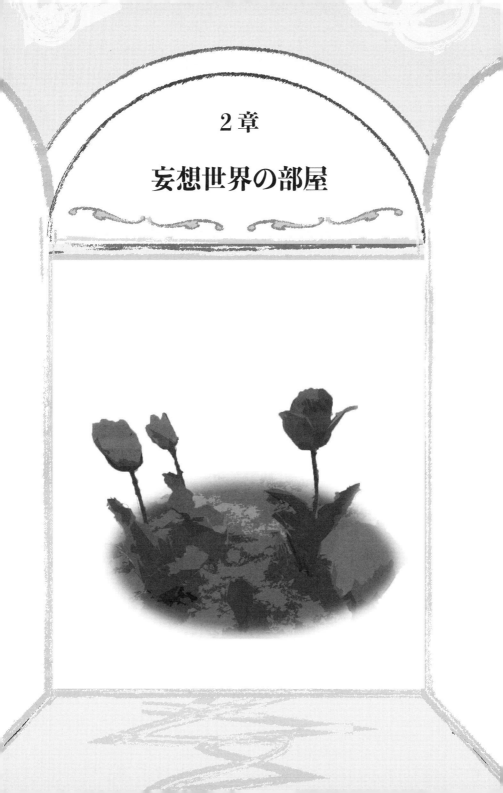

# 2章

# 妄想世界の部屋

# ❖❖ 幻聴・妄想は必ずしも異常とは言えない？

### 映画「フィールド・オブ・ドリームス」に見る
### 主人公が体験する幻聴・妄想と統合失調症のそれとの違い

　ある日の授業後、パスカルはまたドットーレの研究室に招かれていた。

「それにしても先日の体験は貴重でした。まさか自分があんな妄想をして、しかも自覚できなかったなんて。自分で自分をコントロールできていなかったこととか、すごく不思議な体験でした。統合失調症の場合、あれに似た体験で、しかも被害的になる体験がずっと続く場合が多いのですか」

　パスカルは感覚遮断タンクに入ったときのことを思い出して、好奇心にとらわれていた。

「幻覚・妄想はすべて異常なのか？　その考察をするのにとてもいい映画があってね。今日はそれを一緒に観ようと思って誘ったんだ」

　そう言ってドットーレは、スクリーンの準備をすませ、DVDの再生を始めた。それは1989年公開のアメリカ映画『フィールド・オブ・ドリームス』だった。

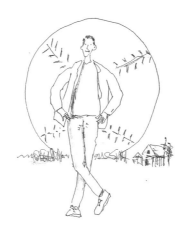

　主人公レイはアメリカのアイオワでトウモロコシ畑を作り生計をたて、もう中年にさしかかろうとしている。ある日畑にいると、突然 "If you build it, he will come.（それを建てれば、彼は来る）" と言う幻聴を体験する。ついで、野球場（Field）と、彼が大好きだったアメリカ大リーグの名野球選手シューレス・ジョーの幻視も。

　それに支配されたレイは、畑をつぶして野球場を建てるべく、妻を懸命に説得する。そこには今は亡き彼の父への複雑な思いがあった。レイにとって父は、初めから人生をあきらめ、何の夢も抱いていない老人であった。

「僕はあのようになりたくない。父も僕のように声を聴いたかもしれないけど、何ひとつ冒険をしなかった。僕は夢を持ちたい。それをひとつでも実現したい」

　その言葉に妻は折れ、生活の糧である畑をつぶして野球場を建てた。すると、ジョーとその野球仲間たちが、トウモロコシ畑の中から出て来てその野球場につどい、練習をする姿も見えるようになる。だが、彼らの姿は、レイ一家にしか見えないのだった。

　野球場を作ったせいで畑の収益が減り、破産の心配も出てきた。当然のことながら、親戚も含めて世間の目は冷たい、狂気の沙汰だという風に。

　追い打ちをかけるように次の幻聴が。"Ease his pain.（彼の痛みを癒しなさい）" 何のことか、誰のことか。

　それにとらわれ実現しようと、レイはまたしても奔走するが……。

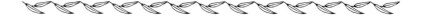

「心が励まされるとてもいい作品でしたね」

　映画が終わり、ひと通りの感想を言った。

　そこで、ここからが本題だというように、ドットーレは切り出した。

「レイの幻聴に支配された行動について、懸念はありながらでも家族が理解し、同意できたのはなぜか？　その他の登場人物、作家や医師が彼の妄想的行動に巻き込まれ、初めは相手にしなかったにも関わらず、結局行動を共にするのはなぜだと思う？」

「レイの幻聴・妄想が、彼の人生において成し遂げたいことと密接に結びついていて、その情熱に彼らも根負けしたみたいですね」

「それもある。さらに、それは彼だけのひとりよがりのものでなく、レイの父親の夢でもあったことが、レイを突き動かす大きな要因に思えるね」

　単なる妄想、と切り捨てられない情熱があって、周りの人の心も動かした。まさしく“ドリーム”だったのだ、とパスカルは感じた。

「幻聴は統合失調症に特有のものと思っていましたが、レイの幻聴はどこが違うのでしょう？」

「それを論ずる前に、先に幻覚の定義が必要だね。簡単に言えば、“幻覚とは対象なき知覚”ということになる。聴覚の場合だと、聴覚に障害がないにも関わらず、聞こえるはずのない音・声が聞こえることを言うんだ」

「幻聴も幻覚のひとつなんですね。そして物理的に障害や原因がある場合、つまり、耳鳴りなどは除外されるということですね」

「レイの幻聴はその時はひとつだけ、その幻聴の内容が実現されると、次のもうひとつの幻聴と限定されている。その内容は、彼の無意識の中にある、彼がまだ気づいていない願望と言えるもので、次

第にそれが信念にまで変わっていく。比喩的に言えば熱量があって
開放的なものなのだ。

　それに比べて、統合失調症の幻聴や妄想の内容は、被監視的、干
渉的、否定的、被害的もしくは誇大的、荒唐無稽な性質のものがほ
とんどで、重要なことは、客観性を欠いているということなんだ」
「幻聴や妄想にもネガティブ、ポジティブなものがあるとすると、
統合失調症の場合は、ネガティブなものがほとんどで、本人だけで
なく周りの人たちも苦しめるから、治療の対象になるということで
すね」
「ところが、統合失調症であっても必ずしもネガティブなものとは
限らないのだよ。自分には超人的な特殊能力があって、大発見・発
明をしたとか、宇宙人や大統領と交信できる、と言う患者もいる」
「それを精神病の症状と診断する根拠はなんでしょうか？　もしか
すると本当のことかもしれませんよ」
「根拠としては、話が唐突で、荒唐無稽なことが明瞭だということ
だね。言うことを裏付けるもの、研究歴も実績もない」
「でも、この世の中には、レイのようにポジティブな幻聴や妄想に
支配されて突き進んだ結果、それを実現できたり、成功したりする
人もいるんじゃないでしょうか？」
「そうだね、成功した科学者、哲学者、起業家にはそういう人がい
るかもしれない。

　世の中で大きな成功を収めた人たちは、根拠のない妄想であって
も確固たる信念を持って、途方もない努力をして取り組めた――そ
れが成果につながったのだろうね。それに、きっとそのような努力
や工夫に意義を見出し、楽しめていたこともあるだろう。そしてレ

イの妻のように、それを理解して支持してくれる人の存在があったことも想像できる」

「そう言えば、過去の著名人でも、哲学者ウィトゲンシュタインやニュートンは統合失調症を疑われているという説を読んだことがあります」

「精神医学が発達していない時代の人だと、断片的資料から推測するしかないがね。

　夏目漱石にも一時、関係妄想があったようだね。

　例えば『草枕』の中に、主人公が和尚との対話で唐突に『自分の尻に探偵をつけて、屁をこいた回数を数えている。俺が何回屁をこいたってことを頼みもせず教えてくるのだ』といったようなことを述べるくだりがある。これは幻聴と関係被害妄想の一種の追跡妄想とでも言うべきものだろうね」

「これはオナラの話ですから、漱石ばりのユーモアととってもいいように思いますが？」

「確かにユーモアとして見たくなるが、それにしては話し手に気持ちの余裕が感じられない、というか真剣過ぎると思ったね。明らかに主人公はそのことにとらわれている。客観的に見ればそのようなことはあり得ないとわかるにも関わらずだよ。

　漱石の作品には、他にも関係妄想とそれに支配された言動が垣間見られる。とはいえ、これで漱石ないし作中人物を統合失調症もしくは非定型精神病という枠に入れるのは、行き過ぎだろうね。せいぜい“彼には統合失調症的な疑念にとらわれる側面も（一過性に）あったのかもしれない”とだけしか言えない。

　上にあげた他の偉人についてもそうだよ」

「作品の一面に見て取れると言えば、画家ムンクも統合失調症の症状が彼の絵によく現れているといわれますね。言い知れない恐怖感を現した『叫び』とか、黒い影を長くひいた裸の少女像の『思春期』とか？」

「確かにそうだね。統合失調症には、そういった恐怖感、誰にも理解できない孤独や自閉症状などがある。それらにとらわれて、そのことを本人が自覚できないことが、この病気の問題なんだよ。

　しかしムンクの場合、そういった症状について自覚がある。そうでなければ、彼の絵のように客観的にそれらに向き合って表現できないだろう。そういった自覚があること自体ものすごく辛いことだし、それを客観視できて絵画に表現できることも稀有なことだろうね」

「芸術として昇華しているわけですね」


　パスカルは一息ついて、自分とドットーレのコーヒーカップにお代わりを入れた。

　黒い液体から白い湯気がくゆり、消える。

　通常は見えないものが見え、聞こえない声が聞こえるというのは、文芸や絵画など芸術分野では、ある意味特別な個性として活かしやすいこともあるのかもしれない。統合失調症に限らず、そんな話はよく耳にする。

　それ以外の分野ではどうだろうか。

「そうだ、ノーベル経済学賞を受けた数学者ナッシュについてはどうでしょうか？　映画『ビューティフル・マインド』で観ましたけど」

「数学者ジョン・ナッシュ (1928 - 2015) の場合は、統合失調症の診断がはっきりしている。彼の場合、発病前から統合失調型人格が顕著だった。彼の伝記によれば、

『(大学の) 同僚たちにしてみれば、ナッシュはどう見ても異質な存在だった。「冷淡」「高慢」「無感情」「付き合いにくい」「気味悪い」「自閉的」「偏屈」というのがおおかたの見方だった。』

とあるくらいだ。

　一般的に統合失調症の幻覚は幻聴が主なのだけど、映画だとそのあたりの表現が難しいのと、リアリティを出すために幻視という表現をとったのだろうね。ナッシュはその症状に悩まされ、入院を含め、当時使われ始めた薬物療法やインシュリン療法やあらゆる治療を受けている。ただ当時広く行われていた電気ショック療法は、彼の知識が失われることを懸念して適用されなかったようだ。

　にも関わらず、研究を続けることができてノーベル経済学賞を授与 (1994 年 ) されている。それには彼の妻の支えが非常に大きかったようだね。


　ナッシュの場合で言えば、彼の妻アリシアさんは、マサチューセッツ工科大学卒の物理学者で、大学院では彼の講義も受けている優秀な学生だったようだ。だから、単に献身的に身の回りの世話をしたということだけではなくて、研究分野でもナッシュの天分を見抜くことができ、良き理解者だった。

　彼女の支えがあったからこそ彼は統合失調症を克服でき、ノーベル賞を受賞できたと言っても過言ではないだろうね。

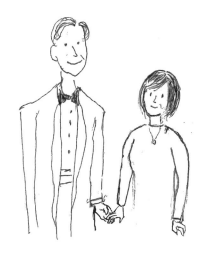

　その他にも、統合失調症型人格は、学問、哲学、文学、音楽、宗教の世界などに多いとされている。

　アインシュタイン、ファラデー、エジソン、ベートーベン、シューマン、シューベルト、ワグナー、ボードレール、ストリンドベリなどきりがないくらいあげられている」

　「改めて考えると、これまで挙げてきた人たちは、統合失調症の苦しい幻覚を有しながらも、功績を築いてきたということですよね。なかなか想像がつきません」

　「統合失調症は慢性の病気、ということは長期戦になるという覚悟も必要ということだね。その過程で、様々な問題も出てくる。どんな慢性の病気でもそうだけどね。

　統合失調症という病気と闘う場合、薬物療法が最も重要な武器ではあるが、それだけでなく、周りの人たちのサポートの有無や程度や性質によっても、その経過・予後が大きく異なってくるということを知っておく必要があるんだ」

「僕の叔父も統合失調症ですが、調子のいい時と悪い時とがあるようなんです」

「それがどういう状況なのかよくよく観察して、いい面を見つけ、それをできるだけ引き出せるようにすることが大切になる。それこそナッシュに対してのアリシアさんのようにね。

　そういう意味では家族だけでなく、客観的に患者のもつ良い面を引き出せる専門職（例えば作業療法士、精神保健福祉士、心理士など）を含めて社会のサポートもとても重要になるんだ」


「叔父のこともあるのでお聞きしたいのですが、統合失調症には遺伝的側面もある、と聞いているのですが」

「確かに。これらの偉業を成し遂げた人々の血縁者（遺伝子を 1/2, 1/4, 1/8 共有する血縁者）に統合失調症の人が非常に多いことは強調してもいい。統合失調症の子どもを持つ父親としては、アインシュタイン、ナッシュ、作家ジェイムス・ジョイス、があげられる。精神分析家ユングの母親は精神病、数学者・哲学者バートランド・ラッセルの家系にも精神病が多いとされている。統合失調症の遺伝子は、人類の発展に大きな貢献をしてきたといってもいいくらいだよ」

「よく、天才と狂人は紙一重といいますね」

「統合失調症の症状の原因とされる神経伝達物質ドパミンの過剰分泌が、創造的働きを担う脳の前頭葉でも多く出ていれば、その働きがよくなって天才脳になるのかもしれないね」

「自分にもその遺伝があるのではと随分気になっていたのです。ですが、すぐれた面もあるのだと伺って安心しました」

　パスカルは、気が楽になったように思い、ドットーレの研究室を出たのだった。

〔1950年頃までは、先進国の中でも統合失調症の遺伝子を子孫に残すべきではないということで優生学の対象(断種)にしていた国もある〕

(参考文献)
シルヴィア・ナサー.『ビューティフル・マインド』塩川優訳, 新潮社, 2002, p.11

## ❖ 妄想大会

「幻覚・幻聴、病気の症状、人によって夢になったり文学にされたり絵になったり……。妄想にも本当にいろいろありますね」

「人間に多くの多様性があるのと同様、妄想にも『これも妄想なのか？』というくらいたくさんあるよ。アメリカでは、自らの妄想を叫んで競う妄想大会なんてものもあるくらいだ。

　これから統合失調症患者の妄想をいくつかを提示し、最も一般的な妄想との比較もできるようにしてみよう。それと、幻想、空想との違いも考えてみようか」

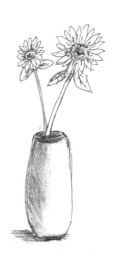

# ～Dr エフの症例～

## 1 「脳に機械が埋め込まれている」「させられ体験」
（O 氏：40 代後半、男性、統合失調症）

　大学を卒業して、会社員をしていた。20 代後半で発病。

　ある日、保健所の人が何人かやってきて、東京郊外の病院に連れていかれ、入院させられた。彼はそこが精神科の病院とは知らなかった。そこで、電気治療をされた。

　2 ヵ月して、「君はもう治った。退院してよろしい」と言われて病院を後にした。会社は辞めさせられて一人暮らしとなった。

　その後、いつ頃からか定かではないが、電気治療を受けて眠っている間に、脳に機械を埋め込む手術をされたと思うようになった。

　某政党の党員が何人かで少し離れたところから付きまとい、電波をかけてその機械を刺激して、自分の考え・行動・感情まですべて操るようになった。電波と共に自分を指図する声もはっきりと聞こえるようになり、その声に従ってしまうようになった。

　ある時、
「今から殺し屋が行くから、すぐ逃げろ！」と言われ、必死で逃げ回り、恐怖と疲れで大変だった。すると同じ声で、
「今のはからかったのだ。馬鹿

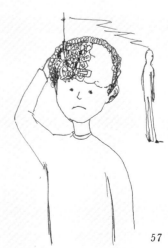

だなあ！」とあざけられた。

　このように行動すべてが操られて、自分の自由がなくなり、毎日こんな不愉快なことばかりが続くようになった。

　通行人にも「お前が電波をかけてるだろう！」と怒鳴りつけたこともあった。

　このようなトラブルが頻発するようになり、保健所に通報され、保健師が訪ねてきて、精神科受診を勧められた。しかし、頑として拒否し、

「手術で脳の機械を取り除いてくれる病院なら入院する。自分は精神病ではない」と言い張った。

「検討してくれる病院がある」と言われ、入院した。

　その際、主治医は「手術できるかどうか検査をして検討する」とだけ伝え、手術をするという約束はしなかった。体の一般的な検査と脊髄液の検査をして、

「この検査では、今手術をするのは、極めて危険である。手術という手段はひとまず棚上げして、薬で治療してみましょう」

　と提案された。本人は泣き出し、

「先生、脳みそ半分切っても構いませんから手術してください」

　と哀願するのを、主治医がなんとか説き伏せ、服薬を承諾させることができた。当時、新薬として登場したハロペリドール（セレネース）を服薬し始めた。4〜5日して、

「先生、電波や嫌な声がすっかり消えまして、久しぶりに気分がいいです」と明るい顔つきになり、服薬継続を受け入れてもらった。

　退院の話が進む中、母親の死亡が伝えられた際のことである。主治医が、母親の死について話をして、お悔みを述べると、

「私がこんな病気になって、お袋には心配と苦労ばかりかけてきました。何一つ母親孝行できませんでした。私は親不孝者です」

と拳で眼を拭いながら涙を流し、泣き始めた。

主治医は、ごく普通の自然な感情表現だと思い、しんみりした気分になるが、次の瞬間、あっと声を出しそうな言葉を聞かされた。「これは、私が泣いているのではないのです。機械の操作で、泣くようにさせられているんです。本当の私は人前で泣いたりしません」

当時駆け出しの精神科医であった主治医は、いわゆる「させられ体験」というものがいかに強く深く、統合失調症の患者の自我を蝕んでいるかを、思い知らされた。一生忘れられない患者である。


## 2　身体的被影響体験
（A氏：30代前半、男性、統合失調症）


入院中のある日、看護師から
「Aさんが苦しがっています。すぐ見てください！」
と緊急の呼び出しがあった。駆けつけると、額に脂汗が滲み、
「苦しい！　胸が痛い！」と苦悶の様子。
てっきり、急性心筋梗塞と思い、
「30代で心筋梗塞が起こることもあるのか、どこの救急病院に搬送しようか？」
と思案していたところ、A氏は
「今日は、アメリカ帝国主義の電波がいつもより強烈なのです」
と言うではないか。あっと声が出そうになった。

念のために心電図の検査をしたが、全く異常がなく、心筋梗塞は否定された。彼によると、

「いつもアメリカ軍基地から電波がかかり、心臓を苦しめられるのだ」とのこと。

　当時、精神科医駆け出しの主治医は、ドイツの精神科医、K．シュナイダーの著書を読んでいた。統合失調症の第一級症状のひとつに「身体的被影響体験」という項目があって、どのような症状か、つかみかねていた。この患者さんの訴えを聞いて、「このことか！」と少なからず感動を覚えた症例である。

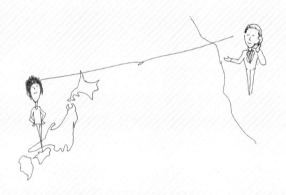

## 3　「盗考器」で見張られている
### （M氏：40代後半、男性、統合失調症）

　20代で発病し、何回も入退院を繰り返してきた。今回も入院して何年もたっている。妄想の中核は、

「自分は、日米安全保障条約に反対の立場であり、日本社会党の支持者である。アメリカ政府や日本政府がそのような思想を持ってい

る自分をなんとか思想改造させようとして、どこかに"盗考器"を設置して、自分の考えをすべて盗み取っている。そして自分を安保条約賛成にさせようとしている。心で思うことでも、ちょっとした思いつきでも、ことごとく知られてしまう」というものだ。

内科医として3年を過ごし、精神科に移った主治医が、初めて受け持った症例であった。

最初、「そんなことあり得ないと理屈で説き伏せれば、妄想なんかすぐ消せる」と高を括って対面したが、1時間話し合っても、一向にらちが明かず、理屈でやり合うことが、徒労に終わることを思い知らされた。

例えるならば、暗い底なしの井戸に根を下した花が井戸から顔を出しており、理屈で花を切っても切っても、次の瞬間すぐ元と寸分変わらぬ花が咲いている、というようなものだとの印象を強く持ち、「精神科という大変なところに来たな」と思った。

その後、1970年に日米安保条約の改定が迫り、国会内外で反対運動がかなり盛り上がった頃のこと。

出勤すると、女性の看護師長が、苦虫を噛み潰したような顔で、「エフ先生、Mさんがまた変なことを言い出したのよ！　安保反対のため、一週間ハンストすると言い出したの、そんなことされると困るのよ！　先生、なんとかして！」と主治医に高圧的に迫ってくるではないか。

本人に話を聴くと、決意は固いので、以下の2つの条件を飲んでくれれば許可すると伝えた。

1. 毎日、朝夕2回身体の診察をして、それで生命の危険があるとドクター・ストップをかけたら、従ってほしい。

2. 食事はとらなくても、お茶や水は毎日飲むこと。

本人が承諾したので許可した。以上の経緯を伝えたところ、看護師長はますます不機嫌となり、しばらく口を聞いてくれなかった。彼は1週間のハンストを完遂し、すこぶる機嫌が良かった。


## 4 多彩な幻覚・妄想を示した初発例
### （A氏：30代後半、女性、統合失調症）

約1年前より、仕事を辞めて家で自閉的に過ごすようになった。そのうち、昼夜逆転、不眠、活発な幻聴、妄想が出現。その内容は

「家があいつの手に渡った」

「警察が逮捕に来るぞ」

「誰かが家に侵入して押し入れに隠れていて、座布団に粗相をしたから洗って干しておけ」

等様々で、それに支配されて、家を明け渡す準備をしたり、警察に行ったりしていた。

「（家に）盗聴器を付けられている」と天井板をはがしたり、

「頭を乗っ取られている」とも言う。

「毒が入っているので食事・水分をとるな」と聞こえるので、拒食し、体重も減った。入院後も患者の一挙手一投足に干渉する内容の幻聴があり、話しかけても「言うな！」と声が聞こえてきて、返事できなかったり、動作が途中で止まったりしていた。

思考も混乱して「話したいけどまとまらない」と、言葉にするのに時間がかかる様子であった。

　非定型抗精神病薬による治療で次第に疎通性も改善してきた。家で自閉的に過ごしていた理由について、
「皆が私を嫌な眼で見て監視していたから」と話す。
　約1ヵ月後に上記症状が消退したため開放病棟に移り、外泊を繰り返し、完全寛解して退院。入院時のことをほとんど覚えていないという。

　これら4つの事例を聴き、パスカルは唸った。
　自分の想像力では到底思いつかない様々な妄想と、その支離滅裂さにしばし圧倒される。以前にドットーレが語っていた「訂正不能な思考の誤り」という妄想の定義の一端を感じた。
「最後のAさんについて、入院時は非常に辛かった時期だと思うのですが、その当時のことを覚えていないとはどういうことでしょうか？」
「私にもわからない。しかし、こういうことはよくあるんだ。しいて説明しようとすれば、自己防衛機制が働いて、辛い時の記憶を抑圧したということになるのかな」
「でも、比較的短期間で症状はとれるものですね」
「うん、このケースは統合失調症の典型例といってもいい。このように、初発例では多彩な症状とそれに支配された行動が顕著な場合でも、新規抗精神病薬の使用で、きれいによくなるケースがほとんどなんだ」
　そのドットーレの言葉は、大きな希望のように思えた。

「だったら、この病気もあまり怖い病気ではなくなりつつあるんですね」

「そうとも言えるのかな。でも、注意しなければいけないのは、ここからなんだ」

「えっ、何かあるんですか？」

「というのは、症状がなくなっても再発防止のために薬を飲み続ける必要がある。これは必須のことなんだ。でも、症状が消退すると、安心してつい服薬を忘れてしまうことが多い。すると、現在の医療では90％は再発してしまう」

「再発しても、また服薬を再開すればいいじゃないですか」

「ところが、そうはいかない。再発すると、妄想にとらわれるわけだね。君が感覚遮断タンクに入ったときのことを思い出してごらん」

「あっ、そうか！　自分じゃ気がつけないんだ！」

　そう言えばダ・ポンテ博士も「夢を見ている時と似ている」と話していたな、とパスカルは思い出した。

「そうだ。つまり、自分が病気という意識、病識がなくなるので、薬を飲む必要性を感じなくなる。外来にも通わなくなる。家族が勧めてもね。ひとり暮らしの場合はなおさらだ。

　そこが統合失調症という病気の厄介な点なのだよ」

　そういう患者さんは、どうやってまた病院にかかるようになるのだろう？　スムースに病院を受診できるシステムが日本にあるのだろうか？

　パスカルは、統合失調症の叔父の具合が悪くなった時に、「大変な思いをした」と父が話していたことを思い出した。

# ❖ チェーホフの書いた妄想：黒衣の僧

「さて、妄想と似た言葉に空想や幻想があるわけだが……。これを読んでみてほしい」

　そう言ってドットーレが差し出した本は、アントン・チェーホフの『黒衣の僧』だった。

　パスカルはしおりの挟まった個所を開いた。


「今日は朝から、一つの伝説が心にこびりついてしまっている」と、コヴリンは言った。「どこかで読んだのか、それとも人から聞いた話なのか、よく覚えていないんだけれども、とにかく、ちょっと類のない奇妙な話なんだ。はっきりした話じゃないということは最初に断わっておくよ。今から一千年前、どこかシリアかアラビアあたりの砂漠を、黒い衣を着た一人の修道僧が歩いていた……ところが、その僧が歩いていた場所から数マイル離れた所で、湖の上をゆっくりと渡って行くもう一人の黒衣の僧を、漁師が目撃した。その第二の僧は蜃気楼だったんだね。この場合、伝説には通用しない光学の法則なんか忘れて、とにかく話の続きを聴きなさい。その蜃気楼からもう一つの蜃気楼が生れ、それからまた更に一つ生れ、そんなふうにして黒衣の僧の姿は一つの大気層から別の大気層へと、果てしなく伝わり始めた。その姿はアフリカでも見えたし、スペインでも、インドでも、極北地方でも……遂には地球の大気圏の外へ出て、今も全宇宙をさまよっている。いまだに消えるべき状況にぶつからないのでね。もしかしたら今頃その姿は火星か、南十字星のどれかの

星で、目撃されているかもしれない。でもね、この伝説の一番の要というか、肝心なところは、黒衣の僧が砂漠を歩いていた時からちょうど千年後に、蜃気楼が再び地球の大気圏に入って、人の目に触れるようになるという点なんだ。しかも、その千年はどうやら終りに近づいているらしい……伝説が正しいとすれば、ぼくらは今日あすのうちにも、その黒衣の僧を見るかもしれないんだ」

（『黒衣の僧』アントン・チェーホフ、1894. 神西清訳より）

　そこまで読んで、パスカルは本を閉じた。

「なんだか、宇宙的で不思議な感じがしますね」

「黒衣の僧のこの部分は、私がこれまで読んだ話の中で、時間的・空間的に壮大で心を惹かれる幻想のひとつなんだ」

　その言葉を聞いて、なぜドットーレがこの本を見せたのかがわかるような気がした。

「ドットーレ、幻想、空想、妄想の違いはどこにあるのですか？」

「空想には『自分で思い描いている、想像している』という自覚がある。それに対して妄想は、『それが単なる考えに過ぎない』という自覚がなく、本人にとっては現実のことなんだ」

「自覚があれば空想、ないなら妄想というわけですね。それでは、この引用部分は奇妙な話とコヴリンは自覚しているから、空想と言えますか？」

「そうでもない。だから私はこれを幻想と言ったんだ。幻想は『根拠のない空想、とりとめのない想像』だからね」

　なるほど、とパスカルは思う。あの描写は空想と言うにはあまりにも惑わせるものがあると感じた。

「この小説では、次の段階で主人公のコヴリンの前に黒衣の僧が現れ、会話をするんだ。この場面は第三者から見れば、コヴリンひとりしか存在しなくて、独り言を言っているとしか見えない。この段階で、空想ではなくて妄想であり、幻視・幻聴・独語（幻聴との対話）という症状であること、即ち、統合失調症と診断できるんだ。

　客観的論理的に考えれば、引用部分だってコヴリンほどの知性があれば、物理学的にあり得ないということがわかるんだけどね。でも、統合失調症を発症すれば、知性に関係なく妄想に支配された様々な言動が出てくる」

「え、これって彼は統合失調症だという描写なのですか？」

「うん。チェーホフはモスクワ大医学部卒で、精神病者についてよく観察していて、それが小説にもよく表れているんだ」

ここからは、チェーホフの時代から現代に飛んでもらって、黒衣の僧とコヴリンの対話にドットーレにも参加してもらいましょう。

黒衣の僧

「コヴリンの想像の産物である私(幻視・幻聴の対象である黒衣の僧)は、お前の中に存在する。
そのお前は自然の一部である。
したがって私もまた自然のものである。
なのに、私の存在は自然で事実ではないと言うのか?」

（この論理のどこに間違いがあるのか？　とコヴリンは思う）

コヴリン

「あなたのこの論の進め方は1894年の小説の中とまるっきり同じではないですか」

「そうだ、幻覚・妄想の内容たる私はきわめて頑固な存在で、100年以上たってもその在り方は変わらないのだ。お前が事実と思っているお前の想像の産物である私は、第三者には見えないし、その声が聞こえないのも同じだ ── お前はそれを、その現実のありようを理解し受け入れなければならない。そして、その世界に浸っている限り、第三者からすると、お前は空に向かって喋る異常者にすぎないということを」

「では、その異常者である私は、この世界でどうやって生きていけるのですか?」

「そうだな、普通の人の世界から見ると、お前は理解されず、したがって世間から疎外され、必然的に孤独にならざるを得なくなる」

「それは、あまりに辛すぎます」

「この世界の中で、私と接触できるのがお前ひとりだけだとすると、それが正しいということがあり得ようか？　と普通の人の視点に立って、自問してみることだな。
そして、私の存在をお前の空想の世界に押し込めることだ。その空想のなかにいる限りお前は、そして私も自由でいられる」

（ここで、たまらなくなったドットーレが口をさしはさんだ）

ドットーレ

「待ってください。それは、安易に過ぎるのではないでしょうか？　それでは、空想ではなくて、まるっきり妄想という牢獄の世界に自分を閉じ込めてしまうことになる」

「そうだな。コヴリンにできればの話だが…厳密に言いなおせば、私の存在を妄想ではなくて空想の世界のこととして扱わないかぎり、コヴリンは現実の世界では受け入れてもらえないことは確かだな」

「でも、私だけの世界の妄想だとしても、その内容が大切なのではないでしょうか、それが正しい場合もあり得るのでは？　“一智よく万年の愚を滅す”と言うではありませんか？　私に

は、黒衣の僧という素晴らしい存在を否定することなど、とてもできません」

「幻視であれ、幻聴であれ、周りの人たちから『あなたしか黒衣の僧の存在を知らない』と言われたらどうするのか？　お前の見たり聞いたり話したりする私の存在は、病気のせいで、お前が自覚的にではなく作り出した実際には存在しない怪物ということにならないのか？
問題は、お前がそれをどう受け入れているかだ。単なる想像の産物ということにしておけば、"黒衣の僧"という私の存在も周りから受け入れられる、チェーホフが小説の中で描いたようにだ。しかも、時空を超えてドットーレのような現代人からも評価される」

「それは、どうしてなのですか？」

「この場合、突拍子もない私の存在ですら、空想として受け止められ、自由な発想として受け入れられるからだ。
妄想の場合そうはいかない、その妄想にお前の生活が支配され、他の人の言うことに耳を貸さないからだ」

「『黒衣の僧』は確かに自然界に存在するのです。でもそれは、病気の症状としてのことです。現代医学では、統合失調症とされるのです。
その病気の治療には、黒衣の僧の存在を病気の症状として認識

することがきわめて重要で、それができたら、統合失調症として、もう半分以上回復過程にあると言えます。現代では、かなり有効な薬物療法もありますから。

統合失調症の場合、特にあなたのように、いろいろ教えてくれる幻覚や妄想があって、その存在を失いたくないという気持ちが残っている場合だと、治療を拒みたくなる気持ちもわかります。それに、統合失調症は慢性の病気なので、治療してあなたが消えた後も、再発防止のために薬を飲み続ける必要があります。

ですから、あなたを喪失したことによる空白を埋める、何か大切なものがあることが重要となります。例えば、趣味なり、仕事なり、当事者が打ち込めるものなどですね。

現代医学では、薬物療法と並行して、そうした大切なものを一緒に見つけ育てるようにしています。たとえあなたが消えてしまっても、コヴリンは希望のある生活ができるでしょう」

補足：アントン・パーヴロヴィチ・チェーホフ（1860-1904）はモスクワ大学医学部を卒業している。この中編小説『黒衣の僧』が書かれたのは1894年。
この小説には主人公コヴリンを通して統合失調症の発症、症状、経過だけでなく、人間性とその変化、彼の精神状態を反映する自然描写、と同時に彼をとりまく人たちの反応も非常によく書かれており、チェーホフの観察力のすごさを改めて感じさせる。
この小説における統合失調症の描写については、彼が医学生時代に学んだというよりも、卒業後も最新の医学教科書、論文に目を通していたと同時に、彼自身の観察によるものが大であろう。と言うのも、現在の統合失調症にあたる早発性痴呆について記載した教科書がクレペリンによって書かれたのは1893年のことで、その初版本は新書本のようなものだったし、チェーホフが当時のロシアにおける精神病棟の様子を小説『六号室』に描いたのは、それ以前の1892年のことだからである。

# ❖ 監視社会と統合失調症の世界

## 監視される側の視点：マヤコフスキー

「今日は、統合失調症患者がしばしば体験する"常に監視されている"という体験は、どのようなものか考えてみることにしよう。

　パスカル君は、誰かに監視されたりした経験はあるかね？」

　いつものようにドットーレの研究室を訪れていたパスカルは、そんな質問をされた。

「監視、ですか。うーん、誰かに見張られた、ということなら学校の試験の時とかですかね？　試験官と目が合ったりすると、特に悪いことをしてなくても、なんだかソワソワしました」

「確かに、試験は身近な監視される体験といえそうだ。"一時的"かつ"自分だけを見ているわけではない"ものではあるがね。

　では、実際に体制によって"常に監視された"人物の代表として、旧ソビエト連邦、スターリン時代のマヤコフスキーを取り上げてみよう」

「マヤコフスキー？　いったいどんな人なんですか？」

「ウラジーミル・マヤコフスキー（1893 - 1930）は、20世紀初頭の詩人だ。1917年のロシア革命前後のソ連邦において、彼は革命派芸術の先頭に立ち、アヴァンギャルド（前衛）芸術の最先端に身を置き、言葉の操作において、また人間関係においても自由奔放で、大胆不敵といってもいいくらいだった。

　そのような彼の自由な活動スタイルが、スターリン体制の思想統

制下では問題視され、監視されたんだ」

「スターリン体制って、なんとなく典型的な独裁政治といったイメージなのですが、どういうものでした？」

「端的に言えば、ソ連の社会主義にとって脅威なものを粛清する体制だ。それを維持するために秘密警察が絶大な力を持ち、高度な監視網を築いていたんだよ。

　実際、彼の死亡した 1930 年に逮捕された数は 331,544 人にも上ったんだ。〔ロシア連邦国立文書館 (GARF)、NKVD の統計資料〕」

「30 万人以上もですか！」

「そのため彼は、当時の秘密警察によって一挙手一投足までを監視されていると感じ、いつの間にか姿を消していく同志たちのように、いつ秘密警察がドアをたたきに来るかもしれないと、恐れていたようだ」

「そんな毎日、僕だったらとても正気じゃいられないですよ」

「結局マヤコフスキーも最期には自殺に追い込まれてしまったんだ。彼の作品を読むと、強靭な精神力をもった人物だったことがわかる。被監視体験は、その彼でさえも自殺に追い込むほどの底知れない不安、恐怖をもたらす体験としか言いようがない。それは統合失調症患者の"体験"と極めて似ているんだ」

「統合失調症の人たちはその恐怖をずっと味わっているってことですか？」

「統合失調症患者がよく体験している被害・監視妄想は、例えば家では、監視カメラ・盗聴器で四六時中監視されている、外では、探偵に跡を付け回されているという妄想が一般的な症状だね。

　統合失調症患者は、監視されているという妄想に支配されて、隠

しカメラ・盗聴マイクを捜して屋根裏まで覗いたり、逃げたりする。

　時にその範囲が遠くまで及ぶこともある。

　これらの病的恐怖の程度を私たちが推測し、共感・理解することはほとんど不可能だろう。

　しかし、マヤコフスキーのように、実際に極端な監視体制を取られた事例を持ち出すことで、その恐怖がどれほどのものかを推し測ることが可能になるのだ。

　患者の場合、このような症状が続くと次第に外の世界に無関心になり、情意が鈍磨し、自閉的になる場合が非常に多い」

「自分の心を守るために、そうならざるを得ないってことですかね。マヤコフスキーは自殺してしまったんですものね」

「したがって、患者をそのような不安・恐怖体験からできるだけ素早く救出する必要があるんだ。

　そのために治療する環境・態勢を整備することは極めて重要となるのだが……、そのことについてはまた別の機会に話そう」

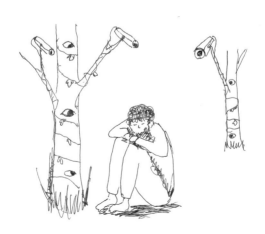

# ❖❖ 監視する側──個の視点

## ポール・オースター『ガラスの街』における探偵

「さて、統合失調症の被監視体験者が言うように、四六時中人を観察する人物が実際にいたと仮定しよう。そのことを考えるにあたって、おあつらえ向きの『ガラスの街』という作品があるんだが、今日はこれについて語り合ってみないかね」

「これはどんな作品なんですか？」

「ある電話をきっかけに、主人公が私立探偵になって尋ね人を追っていくという流れなんだ」

　そうしてドットーレはポール・オースターの『ガラスの街』について語り始めた。


　この作品における探偵は、

「すべてを見て、すべてを聞き、物事や出来事がつくり出す混沌の中を動き回って、これらいっさいをひとつにまとめ意味を与える原理を探し出す存在にほかならない」

　と定義されている。

『ガラスの街』では、そのような行動原理を持つ探偵が、間違い電話に出てしまい、その間違われた人物になりすまして、依頼者Aに対して殺人を犯すかもしれない人物Bを、探偵することとなる。

　通常、探偵は探られる側に、探偵だと気づかれないように行動する。つまり、匿名性を維持することが原則となる。この作品ではそ

れに加えて、依頼者Aに対しても別人の名前を使い匿名を通している。

　他人を監視することを仕事としている主人公探偵は、どうやって己を保つのかが作中テーマのひとつとなる。監視されるBのためにもならず、ましてや金銭的対価（これも結局不渡り手形であった）の他は、己のためにもならない。依頼者Aに対しても偽名で通している。

　主人公の探偵は、その行動原理から相手Bの後を四六時中付け回し、Bがゴミと思しきものを拾っても克明にノートに記載し、その行動一つひとつに意味を見出そうとする。Bがホテルにこもったと思しき何ヵ月もの間、戸外の陰に隠れて食事・睡眠を削ってでも見張りを続ける。依頼者Aとの電話連絡はなぜか常に話し中でとれない。依頼者を訪ねるとか、自分のアパートに帰って休むとかすると、その間監視がおろそかになるので、しない。

　そうしている内に、監視し続けている探偵はついには金銭を使い果たし無一文となる。その過程で次第に己を見失っていく様が克明に描写される。

　……文字通り主人公の探偵は消えていくかのように（それこそ究極の匿名性を保ったまま）この作品は終わる。

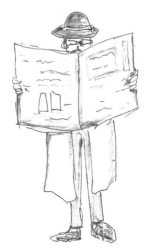

　この作品では、匿名性を保つことを条件とする行為そのものが、精神をむしばんでいく過程が描写されている。

　それを通して匿名性を保ったままの人間関係（都会でこそそれは可能だ）の稀薄性、もろさを"ガラスの街"として提示しているのではないか？

　つまり、監視する側の人間にとっても人間性を保つために必要なことは、なんらかの形での他とのしっかりした人間関係、もしくは組織への帰属意識となる。

　とすれば、レイモンド・チャンドラーが描くフィリップ・マーロウのように積極的に前に出て、

「タフでなければ生きていけない。優しくなければ生きている資格がない」

　というセリフをさらりと言える関係性を築いていく私立探偵、もしくは007のように強固な組織に帰属するスパイならば、十分に人間性を保てるだろう。が、これはいずれもおとぎ話の世界である。


　さて、話は飛躍するが、統合失調症患者が言うように、常に監視される社会が実現したとしよう。そもそも監視の目的は、監視する側の将来の安全、現状を維持するためのものである。とすると、監視される側は、それをおびやかす可能性のある者、あるいは組織という位置づけになる。

"可能性の時点で監視するのが当たり前になった社会"というのはどのようなものか？

　それは、監視されないために、目立たなくすること、すなわち匿名性を強いられるような社会とならざるを得ない 。監視する側も、

監視される側も。

　そうなると、人間関係は希薄とならざるを得なくなるのだが、そうなったときの恐ろしさを、この小説は提示している。

（参考文献）
ポール・オースター .『ガラスの街』柴田元幸訳 , 新潮社 , 2009.

# ❖ 監視する側──体制側の視点

## ジョージ・オーウェルの『1984』

「先ほど、患者の被監視妄想の例で、監視カメラや盗聴マイクの話が出ていましたけど、現代では荒唐無稽でもなくて、技術的には可能なんじゃありませんか？」

　パスカルはふとした思いつきを話した。

「そうだね。例えばスマートフォンがクラッキングされれば、自分の交友関係や日頃思ってメモしていたことなどが奪われる。つまり自分の思考が読まれたことと同じと言えるかもしれない」

「現代だからこそ起き得る関係性が、統合失調症の精神状態と密接な関係性があるかのように思えますね」

「現代社会は、"統合失調症患者が、その妄想の世界で感じている監視社会"がまるで現実のものとなってきているかのようでもある。

　ここでもう一冊小説を例にとってみよう。

　1949 年に書かれたジョージ・オーウェルの『1984』だ」


「それはどういう小説なんですか？」

「全体主義国家による完全な監視・管理体制社会、いわゆるディストピアを描いた小説だね。

　そこにあるのは、監視体制下で『恐ろしいことは周囲との同調を避けるのが不可避なことで、人々と同じ行動をとること』という表現にあるような同調圧力だ。

その『1984』に書かれている監視と統制の体制に支配された世界の特徴は、テレスクリーンによる監視や情報の一方的な通知・宣伝プロパガンダ（絶えずどこかで行われている戦争があり、恐怖の演出がある）であり、盗聴も含めた表現の自由の統制等であり、恐怖による国民の分断である。

　そのような監視と統制の下で問題を起こさずに暮らすには、従順になり、おとなしく閉じこもって生活すること以外にない。

　さて、現代の世界は、上記のような小説における監視社会と決して無縁ではない。日本においても、監視カメラはいたる所に設置されている。

　エドワード・スノーデン〔元アメリカ CIA、NSA（国家安全保障局）の技術職員〕の暴露＊で明らかになったように、IT 技術の進歩により、市民の言論を常時監視下に置くことができる社会、なんの警告もなく個人情報を調べることが可能な社会なのである。

　新型コロナ・ウイルス感染症の恐怖に支配された現代社会は、小説『1984』の世界を連想させるところがある。

　──国民はウイルスと PCR 検査の結果に戦々恐々とし、十分な治験をされていないワクチンを何回も接種し、外出を控えるよう指示され、テレワークを勧められ、芸術活動も含めて集まることを禁止され、飲食店は営業を制限され、ソーシャル・ディスタンスを強制され、田舎で一人暮らしをしている親元への帰省も、近所の目が

---

＊ 2013 年にインターネット上の情報を広範に収集し監視する極秘の大量監視プログラム『国際的監視網（PRISM）』の実在を告発した。

怖くてままならず、病気見舞いもできず（そのため認知症施設に入居している高齢者は子どもの顔も忘れてしまう）、こうして人々は孤立化し、経済的にも追い詰められ —— という社会。

このような状況は、関係被害妄想に支配された統合失調症患者が、その恐怖から周りとコミュニケーションをとれなくなり、自閉的に生活せざるを得なくなる状態と酷似している」


「監視社会というと、昔のソビエト連邦や旧東側諸国のことを連想しますが、現代アメリカにも監視体制があるのですね」

「確かにスノーデンの暴露は衝撃的だったね。

もうひとつ気になるのは、統制という観点で見ると、日本の表現の自由度についてはどうだろうか？」

パスカルが早速調べてみると、

「これについては、"国境なき記者団"が2002年より毎年発表していますね。報道と自由に関するランキング情報なのですが、2021年の世界180の国と地域を対象とした調査によると、次の6項目について評価され、日本はなんと67位だそうです！」

「そんなに低い順位とは改めてびっくりだね。日本では報道の自由度はもっと高いと思っていたよ。で、どのような項目について評価されているのかな？」

「多様性、メディアの独立性、メディア環境と自己検閲、報道に関する立法の枠組み、透明性、メディアのインフラ品質の6項目となっていますね。ちなみにアメリカ合衆国の報道の自由度は44位。監視カメラが張り巡らされていることで有名なロンドンを有するイギリスは33位だそうです」

「そのような視点で改めて見直してみると、TVや新聞が繰り返し報道している世界観・報道内容は、果たして正しい判断をもとに本当の世界の出来事を伝えているのだろうか？　と思える点も多々出てくるね」

「例えばどんなことでしょうか？」

「最近の報道で言えば、ロシアによるウクライナ侵攻についてだが、新聞やTV報道は西側からのものがほとんどのように思える。対立する意見やロシア側の理由についても報道するのがマスメディアの在り方だと思う。

　当然、矛盾も出てくるだろうが、その矛盾点を明らかにすることも大切なことだと思うよ。その点YouTubeでは、まだいろんな立場の意見が見られるし、ロシアとウクライナ関係の歴史的背景を述べている人もいる」

「僕も、YouTubeで新型コロナ関係について見ることがあるのですが、それを批判的に口にすると削除される可能性が高いとのことで、コロナを567とかワクチンのことをお注射とか言い換えてますよ。これって検閲ではないですか？」

「確かに、自由に意見を言えているとはいえない。でも、いくら自由だからといって、ヘイト（憎悪、差別）的意見は規制されるべきだ。けれど、新型コロナに関してはそれに当たらないしね」

「そう言えば、YouTubeなどのSNSやアメリカ大手メディアではトランプ氏が大統領時代でもその発言が削除されていたようですけど……」

「『インターネット上にプラットフォームを立ち上げて作った、一民間企業だから、運営する側の自由裁量だ』という意見もあるよう

だけど、それは危険な考えだと思う。それでも報道の自由度でアメリカは44位、日本が67位とはね」

「新型コロナ対策については、一般メディアにおいても恐怖を煽っていて、同調することへの圧力が強まっている社会になりつつあるのではないか、と思えてくる。自粛警察、すなわち外出を控えることを勧めることとか、マスクやワクチンへの半ば強制ととられかねないやり方とかね。

　それによって、社会は一見安定するのかもしれないが、長期的な観点からは、社会の停滞もしくは衰退につながることを意味するのではないだろうか」

「それは、どうしてですか？」

「表現・行動の自由の問題と関連することになるのだがね。情報や行動の規制は、やがて人々から自分の頭で考える思考力と行動力を奪ってしまうからだよ。

　例えば、報道にしても、日本では諸外国に比べて新型コロナによる死者数が10分の1以下なのはどうしてか？　インフルエンザと比べてどうなのか？　ロックダウンを実施した国と、スウェーデンのようにそれをほとんどしなかった国との比較とか、2020年6月アメリカが発表した『新型コロナ・ウイルスは日光下では3分間で半分が死滅する』こととか……、そのようなことを伝えたとしよう。

　すると、例えば、『天気のいい日には、積極的に混雑してない屋外に出て、日光に当たって運動して免疫力・体力をつけましょう』とか『休日は、家に閉じこもらないで、大自然に触れて英気を養いましょう』とか言えるのではないか。

マスクにしても、情報がしっかり報道されることで、それをつけることの意味に関しての議論が多角的にできる。

＜メリット＞

・手が顔に触らないですむこと

・咳やつばが遠くに飛ばないようにすること

＜デメリット＞

・マスクの種類とそのキメの粗さとウイルスのサイズとの関係で、
　飛んでくるウイルスの侵入を防げないこと

・表情を読めないことによるコミュニケーションの障害
　（特に発達過程の子どもの場合）

・吸入する酸素％の低下

（空気中の酸素の％は21％に対して、呼気には4％の炭酸ガスが含まれるため21－4で呼気中の酸素は17％となる。ちなみに、閉鎖的労働環境における酸素は、18％以上とされている。マスクをしていると、それに妨げられて吸気中の酸素％が21％以下になり、特に運動中のマスク装着は危険と言える）

　そういったことを国民にきちんと報道すべきだよ」


「提案があります。いっそのこと、新型コロナ関係の報道とか、選挙の立候補者の意見とか、重大な問題、国の行く末に関係する問題については、それぞれTVのチャンネルを使って、学者や対立する人たちの様々な意見を、24時間いつでも十分に視聴できるようにしたらどうでしょうか？」

「素晴らしい意見だね。そもそも、どうして"監視社会"という話をしたかというと、統合失調症患者が常に監視されていると感じて

いる病的妄想の世界に、現実世界が近づいているかもしれないとの懸念からなんだ。

　統合失調症の場合でも、『何か世の中が変わった気がする』程度のことで始まる場合が多い。それが様々な妄想に発展して、適切な治療がなされないと、家の中に閉じこもったりして自閉的になってしまう。

　そういう意味では、パスカル君の提案は、監視社会による情報規制に対する社会的対策として、いい治療法のひとつに思えるね」

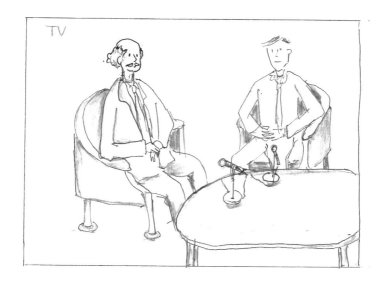

（参考文献）
ジョージ・オーウェル .『1984』田内志文訳 , KADOKAWA, 2021.

# 3章

# 治療の部屋

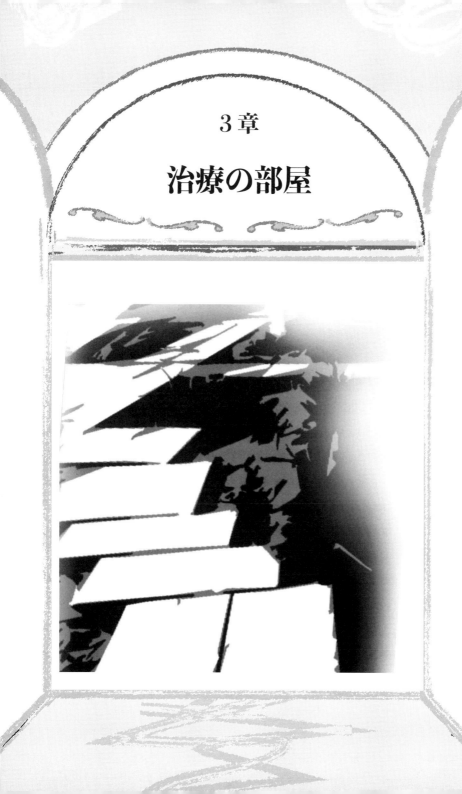

# ❖ 統合失調症の治療

## 治療開始までの問題

「統合失調症の患者さんの中には、何回も再発を繰り返して入院する方がいると聞いたことがありますが、それはどうしてでしょうか?」

「とても重要な質問だね。10回以上も入退院を繰り返す患者も、少なからずいるのは事実だ。統合失調症の再発防止に一番大事なことは、抗精神病薬を飲み続けることなんだが、それを中断して再発するケースが非常に多い」

### 抗精神病薬とは

「そもそも、統合失調症の治療に使う抗精神病薬とはどういう薬なのですか?」

「現在でも、統合失調症の神経科学的機序は不明のままなんだが、治療は以前に話したドパミン仮説に基づいている。主に脳の辺縁系と呼ばれる部位で神経伝達物質のドパミンが過剰に出ているために、幻覚妄想という症状がもたらされているという説だね。

　そこで治療薬として、脳のドパミンの伝達を押さえる第一世代の抗精神病薬が開発された。代表的な薬がハロペリドール(セレネース)だね。

　第一世代の薬は、辺縁系だけでなく脳の他の部位のドパミン伝達もブロックしてしまう。そのため副作用として、例えば、脳の線条

体へのドパミンがブロックされることによるパーキンソン症状（震え、筋肉が固くなる）が出ることが多い。

　さらに、前頭前野におけるドパミン経路もブロックされるので、意欲低下がもたらされる。これは統合失調症の症状である陰性症状、例えば情意鈍麻と混同されることもあり、区別が難しい。

　こういった副作用を出にくくしたのが、第二世代の非定型とも呼ばれる抗精神病薬で、1990 年代後半から利用できるようになった。特徴としては、他の神経伝達物質（セロトニン受容体の調節）を介して、前頭葉や線条体のドパミン伝達がブロックされてしまうことを防ぐなどが挙げられる。これによって、陰性症状が軽減され、副作用としてのパーキンソン症状も出難くなったんだ」

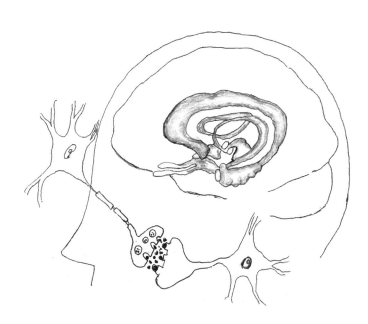

「副作用の出にくい薬が開発されたんですね。投与方法にはどんな
ものがあるのですか?」

「それも工夫がされ、選択肢が多くなってきている。

　経口薬だと、顆粒、液剤、OD錠(Oral disintegration:口内で
すぐ溶ける材形)、舌下錠、1日1回の服薬ですむ長時間作用型の
内服薬など、選択肢が増えている。湿布剤のように皮膚に貼る薬も
ある。

　注射では、LAI(Long Acting Injection:持続性注射剤)と言って、
1ヵ月または3ヵ月に1度の筋肉注射ですむ抗精神病薬など、選択
枝の幅が広がっている。

　その目的は、ドラッグ・コンプライアンス(服薬遵守)の上昇と、
服薬中断による再発防止にあると言ってもいい。

　こういった第二世代の抗精神病薬の発売以来、服薬回数が減って
1日1回ですむ場合も多くなった。また、副作用止めなど、併せて
飲む薬の必要性も減って、薬剤投与に関する患者の負担はかなり軽
減されてきた。

　第二世代の薬が普及する西暦2000年以前は、毎食後と寝る前の
1日4回、それに副作用止めの薬や胃腸薬など、服薬回数もその種
類も現在と比べるとかなり多かったのだよ」

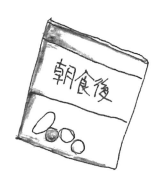

「統合失調症に対しての適切な薬や投与方法が進歩して、患者の負担は減ってきたわけですね。それを聞けば聞くほど、一刻も早く患者と病院がつながる必要がありますね」

　そう言ってからパスカルは最初の疑問に立ち戻った。

「再発すると家族も大変なのに、どうして服薬を止めてしまうのかなぁ？」

「誰もが当然そう思う。しかし、わからないでもない。

　我々が薬を飲むのはどうしてだと思う？」

「それは、症状があって具合が悪いからですよね。あるいは、自覚症状がなくても、お医者さんから検査所見などを見せられて症状が出ないようにするためでしょう？」

「他の病気の場合はそうだね。しかし、統合失調症の場合はそうはいかない。以前も話したように、この病気の特異性として、はたから見て、明らかに言動がおかしい状態でも、本人に具合が悪いということの自覚がないから、発病前までの普段の自分に比べて、変だとも苦しいとも思わない。つまり"病識がない"から自分から進んで薬を飲む必要性も感じないし、受診を勧めても応じようとしない。

　そうこうしているうちに、さらに病状が悪化して、無理矢理精神科に連れていって入院となるケースも多いのだよ」

「患者が若い力のある男性だと、無理矢理というのはとても大変ですね」

「そうなんだ。保健所に相談しても、『家族で対応してみてください』と言われるだけで、結局一族総掛かりで、という場合もある。どうしようもなくて放置ということになったり、患者が暴力的になれば警察を呼ぶしかない、ということになるね」

「ええっ！　犯罪でなくて病気の症状なのに、医療関係者や保健所ではなくて警察を呼ぶんですか？」

「患者が暴力的になる場合、そういうケースは結構多いよ。さらに問題なことは、そういうことに手間取っているうちに、治療が遅れるということなんだ。どんな病気でもそうだが、治療開始までの時間が長引くほど病態は悪化するし、治療も難しくなる。

　また、その間、家もしくはその地域で、精神的に悪い状態で過ごすことになる。

　そのことがもうひとつ重大な問題を引き起こすことになるんだ」

## 救急医療体制の問題

「そういった異常体験による恐怖に支配された患者の言動を、身近に見ている家族にとっても近隣の住民にとっても、それは到底理解し難い、容易に受け入れられない体験となる。

　家族の苦労も大変だし、地域にもその状態を知られてしまうだけでなく、幻覚妄想に関連したトラブルに巻き込まれてしまうこともある。そうすると、どうなると思う？」

「その患者は、その地域で生活するのが難しくなりますよね？」

「そうなんだ。例えその患者が入院できて、治療で良くなったとしても、入院までの家庭や地域での諸々の問題を考えると、家族の受け入れだけでなく、その地域の住人から『そういった患者に地域に戻ってきてもらっては困る』という苦情が出て、元の社会への復帰が困難となるケースも多い。

　だからこそ、発病初期の段階で、できるだけ早く治療に結びつける公的サポートシステムの整備が必須なんだ。そういう意味では、

精神科救急体制と社会復帰は表裏の関係にあると言ってもいい」

「身体の病気だと、119番に電話すれば救急車が来てくれますよね」
「一般科の場合、救急車が来て病院へ搬送する段階ではなんの問題もない。受け入れ病院を探すのに手間取る、ということはあるかもしれないがね。

　統合失調症の場合はそうではない。日本の精神科救急では、一般診療科のように、自宅に来てくれるシステムは整備されていないんだ。ほとんど家族にまかせっきりになっている。

　そのことが患者と家族、その近隣の人々、精神科関係者にどれほど余計な負担を強いているのか。これは極めて重大な問題なのだ」
「一般科の場合、救急車を呼んで、たらい回しにされて処遇が遅れただけで、かなり問題になると思うけどなぁ」
「精神保健福祉法に患者の移送制度は存在するけどほとんど機能していないのも問題だね」

### 社会復帰の阻害の問題
「この救急体制の問題は必然的に入院日数を長引かせることにつながる。日本の精神科病院の平均在院日数は先進国の7倍以上。人口当たり病床数は2、3倍以上にもなる。これは医療費の増加にも直結する。

　また同時に、適切に病院にかかれないことで、急性期に起こしやすい精神障碍者の重大犯罪の問題にもつながってくることになりかねない。

　犯罪白書を見てみよう。交通事故を除く刑法検挙人員に占める精

神障碍者の比率は 0.7%。精神障碍者総数 419 万人（2020 年）の日本人口 12,900 万人に占める割合は 3.3% なので、精神障碍者の犯罪率は一般のそれの 1/5 近くと少ない。

しかし、罪名別検挙人員総数中に占める精神障碍者の比率を見ると、放火 14.8%（一般の 4.5 倍）、殺人 6.9%（一般の 2.1 倍）と重大犯罪が目立っている。

私は精神障碍者の精神鑑定を多数行った経験があるが、重大犯罪も軽犯罪も、精神障碍者への救急体制の整備により大幅に減らすことができると確信しているね。犯罪統計に表れない近所への迷惑行為についても同じことが言える。

このことは、精神障碍者の犯罪や迷惑行為防止の観点からだけでなく、精神症状に支配された病的状態から、発病者の本来の健全な人格を守る意味でも重要なことなんだ。

一般的に言えば、どのような病気であれ、家族・近隣の人も含めて、症状に苦しむ状態からできるだけ早期に治療態勢に移す体制を整備することは、行政の責務であるし、治療によりその症状が消退すれば、地域に戻れる体制を整えることも当然のことなんだ（憲法第 22 条、居住の自由）」

「それが現在の日本で難しいのはなぜなんでしょうね？」

「保健所もしくは精神医療福祉センターに、家族が訴えて迅速に対応してもらった例はあったとしても、極めて少ない。

例えばオーストラリアのように、公的機関による受診につなげる肩代わりが必要となるゆえんだ。それも迅速にね」

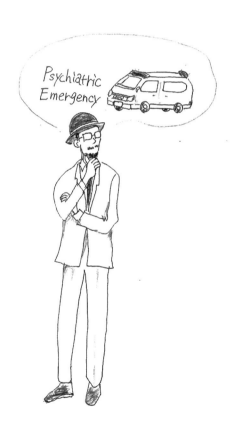

## 統合失調症の薬物療法

「これまでのお話で、統合失調症の場合、病識がないので受診までが大変であるということはよくわかりましたが、そこからの治療はどうなりますか？」

「そうだね。病識がない場合の治療にはいくつかある。

　まず再診で、それまでに医師・患者関係がよく築けている場合だと、患者が自分では具合が悪いとは思わなくても、『この先生の言うことだから聞いておこう』と外来診療を受けて、家で服薬を約束できる場合もある。しかし、それでも原則入院治療の方がいいと私は思う」

「それは、どうしてでしょうか？　通院しながらで治療できる可能性があれば、その方がいいように思いますが」

「入院治療を勧めるのにはいくつかの理由があるのだよ。

　ひとつには、外来では、患者は、たとえ服薬が不規則であったとしても、そのことを正直に言う場合の方が少ないという報告がある。それに、服薬を中断して再発した場合、同じ処方で以前と同じ効果を必ずしも期待できないことも多い。

　頻繁に服薬中断→再発を繰り返していると、以前の薬が効かなくて、量も種類も増えていくことになったり、症状をコントロールできなくなって長期入院になる患者もいるんだ。

　ふたつには、入院環境だと、患者の状態を見近に綿密に観察できることも重要だね。

　例えば、幻聴や被害妄想に支配されて生活が乱れたり、食事に毒が入っていると妄想して、食事をとれなくなることはよくあるんだ。

その不安や生活の乱れから、自律神経症状が出てくる、学業・仕事に支障をきたす、社会性がなくなるなど、生活全般に影響が出てくることもよくあることなんだ。

それで、入院中には、スタッフや他の患者との人間関係、日常生活の仕方、作業療法における取り組み方や適性など、多角的な視点で患者を観察できる。

みっつ目には、服薬の確認ができること、薬の効果を見やすいこともある。

抗精神病薬の種類の変更や、また患者によって、もしくは病状によって投与量には随分幅があるから、入院している間に適量を決めることもできる。

さらに、時には注射が必要な場合もある。そこで副作用も含めて、効果の有無を確かめるためにも入院には意味がある。

その過程で患者と医師・看護師・作業療法士・ソーシャルワーカー・心理士・管理栄養士たちとの信頼関係を築けるようにすることも大切なことだね」

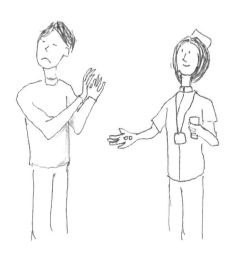

# 統合失調症の薬物療法以外の
# 心理社会的アプローチ

「薬物療法の発展により、精神科の治療が進歩して、欧米先進国では入院病床数の減少や、平均在院日数の短縮化が随分進んできたが、それだけでは不十分だということもわかってきている。

　例えば、1974年のHogartyの「統合失調症に対する各種治療法と再発率」によると、統合失調症の25ヵ月以内の再発率は、薬物療法のみの場合は53％、それに対して薬物療法＋生活療法の場合の再発率は35％だった。

　その後1991年のやはりHogartyの論文では、薬物療法のみの治療よりも薬物療法に家族教育や生活技能訓練（Social Skills Training：SST）などの心理社会的療法を併用して行った方が、25ヵ月後の再発率は薬物療法のみの場合30％台→薬物療法＋心理社会的療法の場合20％台と、再発を予防できる可能性が一段と高くなることを示しているんだ。（図2）

　その後も入院外における心理社会的療法は進んでいて、私の病院でも作業療法や、SST、そしてこれらの治療を後押ししてくれるWRAP〔Wellness（健康であること）and Recovery（回復）、Action（行動）、Plan（計画）の頭文字をとったもの〕などを組み合わせたリトスグループ（Return To Society Group）があるんだ。

　このリトスグループの取り組みにおける1年以内の再入院率は、従来のグループの35％から15％に減少している。

　このリトスグループには6つの枠組みがあり

①患者の自己決定

②同じ境遇の仲間が居ること

③フィードバックがあること

④健康的な体験が出来ること

⑤自身の生活に根ざした目的があること

⑥スタッフとの信頼関係が築けていること

が挙げられている。

　この取り組みが成果を上げている理由は、家族以外にも複数の仲間がいて、お互いの体験を共有して討論できることにあるだろう。加えて、現代社会における家族・地域共同体の希薄さを補う意味合いも大きい。

　特に、WRAPにおける健康に視点を置いた医療スタッフ、患者同士の間でのやりとりは、これまで以上に緊密な安心感のある関係性を築きやすい仕組みとなっている。

　この仕組みは、医療スタッフ側からではなく、患者側から提唱されたものであることも関係しているだろう。そして、様々な精神科治療の強い補完的な役割を担っていると実感している。

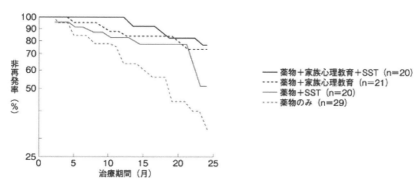

図2　統合失調症治療と再発、Hogarty, G, E. et al, *Arch Gen Psychiatry,* *48*（4）, pp.340-347, 1991. より引用

# 病気の寛解についての
# ドットーレの不思議な体験

**1** 1970 年代、北海道のとある市立総合病院精神科でＫ博士から、「これからインスリン・ショック療法は廃れるが、一度は経験しておいた方がいいだろう」と勧められ、その指導下で行った時のことである。

これは大量のインスリンを注射して、血糖値を 20mg/dl 前後まで下げて意識レベルを昏睡状態まで低下させ、次いでブドウ糖を静脈注射して、意識を回復させる治療法である。

意味づけは、統合失調症で混乱した脳をこの過程でリセットすることにあるのだろう。この間、脳の機能は、大脳皮質→間脳→中脳と失われていき、それに応じて多彩な精神・神経症状が出現する。意識レベルを観察するため絶えず話しかけ、生命の危険を避けるため複数のスタッフが付きっきりで血圧、脈拍、呼吸をモニターし、頻回に血糖値を測定する。これを日曜日を除いて毎日、通常 20 回繰り返す。

患者は 40 歳代の女性。30 歳前に発病した慢性期の統合失調症で、妄想めいた滅裂言語しか話さない、いわゆる荒廃状態にあった。インスリン・ショック療法を始めて 10 回を過ぎた頃から疎通性が出てきて、施行前に、「いつも、ご迷惑をかけてすみません。ありがとうございます」と会話が成り立つようになった。

その口調は自然で、表情も仕草もそれまでの彼女とはまったく違い穏やかで、それは目を見張るばかりの変化であった。それで 15 回施行して、"大成功" と判断して中止した。

ところが、その5、6日後、すっかり元の荒廃状態に戻ってしまった。

**2** 　患者は30歳代の男性。大学生時代に統合失調症を発病してドットーレの精神科を受診。活発な幻覚妄想を有していたが、抗精神病薬によく反応して、本来の彼にしてみれば、ごく軽度の情意鈍麻を残しながら大学院修士課程を卒業、就職もできた。数年後、離島に出張時に、たまたま台風が来て数日間交通が途絶えてしまった。この間、抗精神病薬の持ち合わせがなくなり症状が再燃し、活発な幻覚妄想が出現。交通が再開した時点で、家族に伴われて帰省してドットーレを頼って受診。

　ちょうどその頃、非定型抗精神病薬の二重盲検治験をやっていたので提案すると、快諾してくれた。入院と同時に治験を開始して、2、3日後には症状が消退して、元の健康時の彼に戻った。副作用もなく著効だと思った。

　ところが、2週間後には、症状が入院前と同じ幻覚妄想状態に戻ったので、結局、治験は無効と判断した。治験を中止して、他剤に切り替えて寛解にまでもっていけた。後に治験薬の情報開示を求めたところ、彼の場合は偽薬だったことがわかった。

　それでは、あの状態のよかった2週間はなんだったのだろう？

　彼の場合はある程度明らかだ。信頼できる治療環境とスタッフの存在下に置かれたことによる安心感。それに加えるなら、治験開始による治療者側との通常よりも"濃厚な"治療関係によりもたらされたもの。それらが、抗精神病薬と同等の効果をもたらしたということだ、2週間だけは。

　ドットーレは、この偽薬投与で寛解できていた期間について、そ

の意味、それを長続きさせることについて考えることが重要だ、と思う。

　それでは、*1* の症例についてはどうだろうか？

　通常の説明は、インスリン・ショック療法の効果は確かに劇的にあった。しかし、それはごく一過性でしかなかった、というものだろう。

　一方、次のようにも考えられるのではないか。

　この期間、いつもよりはるかに熱心で濃厚なアプローチが患者に対してあり、多くのエネルギーが患者に向けられ、それが患者を一過性であれ、寛解に導いたのだと。増大しきった患者の精神的エントロピーを減少させたのだと。インスリン・ショック療法が終わって元の希薄な治療関係に戻ったので、それに応じて患者も元の状態に戻ったのだと。

　そう考えると、精神障害の当事者から提唱された WRAP や、フィンランドから始まったオープンダイアログの取り組みの重要性や、その成功も理解できるような気がする、とドットーレは思った。それと同時に、病んだ精神を復興させるのは、薬物療法だけではない総合的で緊密な治療的人間関係、ひいてはその国の、地域の、病院の持つ文化の力ではないか、とも。

（参考文献）
インスリン・ショック療法に関する文献：
懸田克躬・ほか編 .『現代精神医学体系』第 5 巻 B. 中山書店 , 1977, pp.35-45.

# 4章

# ドットーレの西洋見聞録

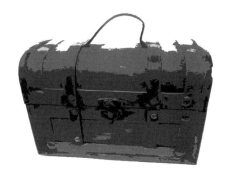

# ドットーレの西洋精神科見聞録
## ―ドイツ、アメリカ、オーストラリア―

「今日はパスカル君に私が世界で見てきた精神科関係の病院のうちいくつか紹介しよう。まずはドイツだ」

## ドイツ　大きな州立精神科病院

「ここは修道院を転用・改修した病院で、知人が医師をしていたんだ。広々とした敷地。病棟も広くて、壁には修道僧の描いた絵がたくさん残っていた。日本だったら文化財になるだろうと思ったほどのレベルで、患者のいたずら書きなどで汚されないかと心配してあちこち眺めたが、落書きは見当たらなかった。

　それで、精神科の入院患者が日常的にこういった穏やかな芸術に囲まれて過ごすことの意味について考えさせられた。

　それで思い浮かぶのが友人の中島雅幸氏の『歯車の狂い始めた精神世界には、美しくやわらかな文化的芸術的な波動が一番の薬だ。人間には芸術という"透き通った本当の食べ物"が必要だ』という言葉で、そういった環境で療養生活をしていると、心も浄化されていくのだろうか、と思った」

「浄化されるのは患者だけではなくて、治療者もそうですよね。

　患者が何をするかわからないというイメージの強い精神科病院と言えども、安全一辺倒ではなくて、患者が生活する場でのアメニティや美術作品の及ぼす影響も、看過できないということですね」
「うん、そう言えば、ドイツでは、病院建設費の何パーセントかを美術関係に向けるという規定があるとのことだった。
　病棟が閑散として見えたので、患者一人あたりの病室面積を訊ねると、『知らない。なんでそんなことを聞くんだ』と怪訝な顔をされた。それで、日本では患者を詰め込み過ぎないようにと、患者一人当たりの病床面積が規定されているのだと気づかされたんだ」

## ドイツ　シュタイナー系統の民間精神科病院

　ドットーレには、ウルムのオーケストラでバイオリニストをしている友人・西山定男さんがいて、彼は３人の子どもを皆シュタイナー学校に入れていた。その彼のつてでシュタイナー系の病院をいくつか見学することができた。
「それで、彼と彼の息子・勇太君と３人でシュタイナー系統の精神科病院を訪れたんだ」
「あのシュタイナー教育で知られている人ですか？」
「そうだね。ルドルフ・シュタイナー（Rudolf Steiner、1861 – 1925）は日本では教育家として有名だが、非常に幅広い分野においてドイツ語圏で活躍した人なんだ。
　教育家としてのシュタイナーは、工場主に頼まれて労働者の子弟のための『自由ヴァルドルフ学校』を創った。それがいわゆるシュ

タイナー教育の始まりなんだ。その学校の革新的な運営と教育法は今では世界中に広まり、ドイツでは初等教育から大学まである」

「何がそんなに人を引きつけたんでしょうか？」

「彼の思想の影響は、教育のみならず、医学（ホメオパチーはそのひとつ）、芸術、建築など多方面にわたり、独特なんだ。神秘思想的な人智学（アントロポゾフィー）の創始者でもある。

　ウルム大学の同僚に尋ねたところ、シュタイナーの大きな功績のひとつとして、ゲーテ（Johann Wolfgang von Goethe）の科学的全著作を整理して出版したことをあげていたよ」


「それで、そのシュタイナーの思想に基づいた病院があるということですか？」

「そうなんだ。で、まず私が訪れた精神科病院は 100 床余りのベッド数に、医師数は 10 人。芸術を利用したリハビリテーションに力をいれていた。

　まず案内されたのは、機織り機が 10 台以上もあり、患者が機織りに従事している広い部屋だった。機織りは織っている姿もいいし、一見、単純作業の積み重ねのように見えるが奥が深い」

「奥が深いとは、どういうところがですか？」

「うん、まず機を織る姿勢も大切だし、体の動きとしては、両上肢・両下肢を使わなければいけないから、バランス感覚も養える。糸を選ぶ際には、材質や色の選択もある。出来上がりを頭に描きながら織り込んでいく構想力、それに根気と集中力も必要となる。

　出来上がった作品も見せてもらったんだが、レベルが高く、美術品と言えるくらい出来栄えのいいものもあった。

　一方、入門者用の卓上型の機織り機もあって、それで練習している患者もいた」

「シュタイナー系統は芸術分野ですぐれているという紹介でしたが、芸術と言っても幅が広いですよね。精神科病院で他にどのような取り組みがありましたか？」

「例えば陶芸。ここで特徴的なことは、粘土で多面体作りに集中して取り組んでいる患者の姿で、とても印象に残っている。

　方法論も確立しているようで、土に直にふれることで、その感触を味わうことから始まる。それに親しめると、次は正多面体作り。まず正4面体（日本のおにぎりの形）、ちょうどおにぎりを作るようにして作っていて、これが最も簡単だとのこと。次いで正6、8面体、慣れると正12面体、正20面体まで作れるとのこと。

　展示作品を見て、このきれいな多面体を統合失調症の患者、というよりそもそも人が作れるものなのか、とその出来栄えの良さには驚かされたよ。どれだけ集中できているのか！　と感嘆したし、集中しているその間は、統合失調症で言えば幻聴・妄想などの症状が遠のいているので、それだけでも意味がある」

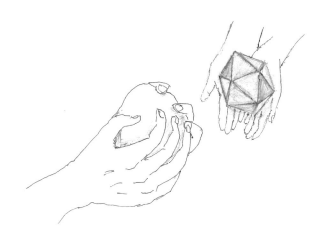

「何かを作るのに没頭するというのがいい効果を生んでいるということでしょうか?」

「もちろんそれだけでなく、音楽療法にも力を入れていた。シュタイナー独自の理論があり、初心者はペンタトニック(5音階)のキンダーハープ(子ども用の小さなハープ)から入るとのこと。ピアノや刺激の強い打楽器ではなく、弦楽器で音探しから始めることが重要とのことだった。

舞踊ではオイリトミーという、やはりシュタイナー芸術独自のものがあり、これは音楽に合わせて自由に身体を動かし、それを洗練させていくといった説明があった。

このように、ここでの作業療法は芸術療法的アプローチで、それには患者の個性、適性、興味のあり方の重視が前提となる。それに対して日本の作業療法のほとんどは、まだ個性を重視しない集団的作業療法の域を出ていないと思った」

「そのような取り組みをするには、芸術面でも専門的な技能を持ったマンパワーが必要ですね。日本はそんなに遅れているということですか?」

「マンパワーの面での遅れは否めないね。

その病院でカルテも見せてもらったんだけど、その代わり患者の体温・脈拍を記載する温度板は簡略化されていて、1日1回の測定だった。そのことについて尋ねると、『いつも身近に接しているので身体の異常があれば見落とすことはないよ』との返事だった。

この病院には、シュタイナー系統独特の木造りの枠組みを持ったホールがあり、毎週末に講演もしくは音楽の催しがなされていた。1年先まで演者名と講演、公演の内容が記載された冊子を頂いたよ」

「ふーん、そんなに先まで！　出演費用も大変でしょうね」

「それも尋ねてみたら、『もちろん、ボランティアだよ』という返事が戻ってきた」

## ドイツ　シュタイナー系統の総合病院精神科

「日を変えて、シュタイナー系統の総合病院を訪れたんだ。この系統の建物は、例えば窓なんか四角形を嫌って多角形にしているから、すぐわかる。

　そこでは主任臨床心理士が案内してくれた。病室は患者の病態により色分けされていた。例えば、赤系統の部屋はうつ状態の患者、青系統は興奮気味の患者用といった具合。ちなみに会議室は、議論を活発にするため赤を基調としていたよ。

　音楽療法的アプローチにも創意工夫が見られたね。例えば、手作りのチェロを見せてもらったんだが、患者に負担がかからないように弦の数を少なくしたり、弓も楽な姿勢で持てるように工夫しているとのことであった。単に音楽を奏でることではなく『こういう症状にはこういうチェロの響きが重要なんだ』と言いながら、実際にチェロで音を出しながらの説明が印象的だった」

# ドイツ　老人センター（病院）

「死生観の問題もからんでくることだと思うが、私が 1980 年代後半に居たドイツでは、ちょうど住まいの近く、街の郊外に老人センターがあって、地域の高齢者の慢性疾患を一手に引き受けているようだった。そこでは、医療体制としては医師数、看護師数など病院としては日本と比べても少なくて、医療機器も最小限で日本ではかなり普及していた CT などもなかった。

　その代わり、できるだけ健康寿命をのばすためのリハビリテーション関係の設備が充実していた。広い芝生の庭、身体の不自由な利用者用の昇降機付きのプール、様々なハーブをつかった各種温泉療法、手の不自由な人のための様々な形のスプーン、すくいやすいような形の皿など、随所に工夫が見られた。

　そうしてみると、日本は世界に冠たる温泉大国なのに、温泉療法というものがないのは残念だと感じたね。

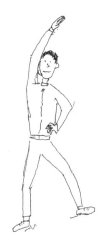
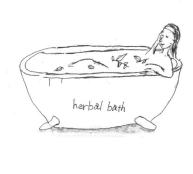

herbal bath

　いいところばかりではなくて、医療面ではあっさりしたもので、自力で食べられなくなった患者に対しては点滴1、2本程度で様子を見るといったものだった。そこの医師の話では、自力摂食できなくなれば寿命がきたのだ、という感じでとらえていて、高齢者の延命治療目的の経管栄養については、拷問のように考えていた。

　そういうこともあってか、寝たきりの患者は見かけなかった。

　知人の母親が初期の認知症で、そこに入っていたが、失禁などに対して『もう少し、ちゃんと診てくれればいいのに……』と苦情を言っていたので、やはり、看護・医療面からすると物足りなかったのだと思う」

## アメリカ　ミシガン

「ミシガン大学社会学トム・パウウェル（Tom Powell）教授の案内で精神障碍者家族会の幹部会に参加させてもらった。その時の家族会は、自分たちのことを社会にもっと知ってもらうための作戦会議のようなものだった。参加者は10人足らず。教授の役割は、その家族会のアドバイザー的なもので、『そのことについては、こういう風に考えたらどうか』とかいった具合に、毎回出席して適切な助言をしているようだった。

　活動のひとつとして、彼らは機会を見つけては講演会を開催し、患者や家族が自分たちの抱えている問題をアピールしていた。私が家族会に参加した時には、前回の講演会の振り返りをした後、『次は米軍基地内の集会所を借りられるので、そこで誰が自分の体験を

どのように話すのか』について話し合っていた。参加者が持参した
クッキーを食べながらの会で、我々日本人の参加にも welcome の
雰囲気で、彼らの前向きの姿勢にとても感銘を受けた。

　その場の司会役の女性は家族会の会長だった。彼女について、後
でパウウェル教授から聞いた話だと、『ふたりの子どもが精神病に
なり、どん底にいたんだ。そんな彼女に私（教授）が話したことは
" 今のあなたが味わっている苦悩は大変なものだと思う。でもその
ような苦労を味わったあなたでないと、果たせないことがある。そ
れは、これから先、同じ苦労を他の患者・家族がしなくてもすむよ
うにすることだ "』ということだった。それから彼女は家族会の活
動に参加するようになり、今ではその活動が彼女の生きがいの一部
になり、リーダーシップもとれるようになっている。パウウェル教
授曰く、『元々エネルギーのある人だったんだね』

　教授の計らいで、数十人規模の、精神障碍者関係の立食パーティ
に参加する機会もあった。皆、明るい表情をしているように見え、
ソフトドリンクを飲みながら、おしゃべりし合っていた。私にも普
通に話しかけてきて、『日本では何が問題か？』とか、『こういう時
はどういう風に対処しているのか？』等いろいろ尋ねられた」

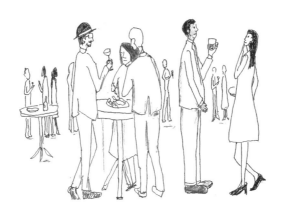

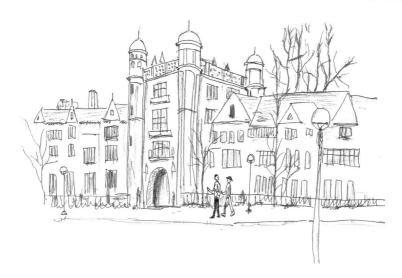

「ミシガン大学精神科ソーシャルワーカーの案内で、"患者の通院の必要性の有無について"裁判所で傍聴する機会も頂いた。そこでは双極性障害の患者が、『自分はもう良くなったので、精神科に通わなくてもいい状態だ、薬も飲まなくても大丈夫だ』と主張していた。それに対して精神科医が"治療を続ける必要性について"証言していた。双方に弁護士もついていた。その後、裁判官が『両方の言い分をよく聞かせてもらいました。その上で、今後、2年間は治療を受けた方があなたのためになると判断しました』との即決判決があった。その判決を受けた患者の表情も見ていたが、特に悔しがる風もなくさっぱりしたものだった。

　次いで、今日は日本からの傍聴者もいますが、何か感想なり意見なりありますか？　と話しかけられた。傍聴させてもらった礼しか言えない自分が残念だった。

　帰り道、ソーシャルワーカーから『あのような裁判はここではよくあることで、あの裁判官は特に評判がいいんです』と教えられた」

# オーストラリア
メルボルン大学とその関連病院、
社会復帰施設、社会復帰プログラム

「ここでは、地域におけるコミュニティ・プログラムがよく練り上げられていて、今から振り返ってみても、学ぶべき点が多々あった。なかでも、訪問サポート・危機管理・治療サービスが一体化して機能的に動いていることは特筆すべきことだろうね。

　具体的には24時間体制の早期介入チームがあり、このスタッフ構成は医師を除く、看護師、作業療法士、ソーシャルワーカー、臨床心理士などで、基本的には3人で患者宅を訪問するとのことであった。

　この介入チームのスタッフ総数は22人で、これで人口23万人の地域をカバーしていた。仕事の内容は、患者の居住地現場におけるトリアージと移送であった。

　オーストラリアでは社会における精神病再発予防のため、統合失調症患者には服薬が義務化されていた。そのことを前提に、訪問した際に、病状悪化もしくは服薬がきちんとされていない、とこのチームが判断した場合には、彼らにその患者を病院に移送する権限が与えられていた。その際、必要であれば、救急隊もしくは警察との連携も確立されているとのこと。

　その上で、患者は病院で精神科医の診察を受け、入院か、外来かなど、その後の処遇が決められていた。

　その介入チームとの懇親会で、私は様々なことに気づかされた。

　彼らは、PCネットワークを駆使した情報の伝達で、患者情報も含めて詳細に把握しておくことの重要さを強調していた。

　地域医療に際して、それを担うスタッフと病院とのコミュニケーションがスムースでなければ、その不利益を被るのは患者だけではないだろう。

　日本では個人情報保護を盾にして、保健所が措置入院時の鑑定書を受け入れ先病院に回してくれないこと等を話すと、『日本は、コンピューターも含めて高度な技術社会なのに、なぜ患者の治療、社会復帰に必要な情報伝達がきちんとなされていないのか？　患者にどういう不利益があるのか？』と理解できないようであった。

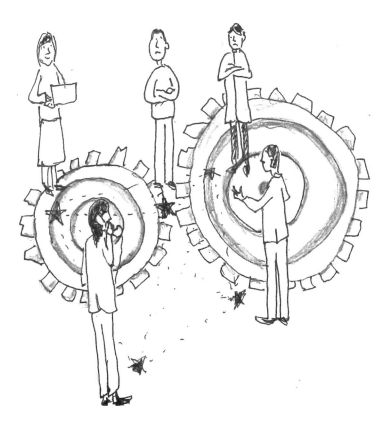

オーストラリアも 1980 年代までは、病床過多であり、医師・看護師不足だったが、1990 年代になって、メルボルン大学精神科主任教授を中心として精神医療・社会復帰に関する法律の骨子を作成し、患者も住民も安心して生活できる体制ができたとのこと。

『ひとりでも処遇が遅れると、不信感の影響は計り知れない。

　その後遺症を取り返すのに長い時間がかかる』

　と言う Dr. Chee Ng の言葉が、彼らの精神科医療に対する姿勢を示している。

　ここには、アジアの各国から研修に訪れ、またスタッフを派遣して、そのシステムの普及に協力している。

「実は私も、その指導のために明日からタイに行くの」

　とスタッフのひとりが誇らしげに話してくれた。

　日本の精神医療システムを学ぶために、他のアジア諸国から研修に来たり、指導に行ったりできる内容を、果たして私たちは持っているだろうか」

---

### 精神障碍者のためのコミュニティとは
#### （メルボルン、オーストラリア）

＊ 24 時間体制の早期介入チームによる現場での精神科危機
　アセスメント（triage）と 移送における病院・保険スタッフ・警察との
　協力体制の整備

＊社会における再発予防体制（服薬の義務化も場合によっては必要）
＊ネットワークによる情報の伝達（病院と地域のコミュニケーション）
＊居住場所の確保
＊雇用プログラムの整備

**ひとりでも処置が遅れると、不信感の影響は計り知れない。**
**その後遺症を取り返すのに長い時間がかかる。**
（Dr. Chee Ng オーストラリア）

5 章

# 精神科医療の社会学の部屋

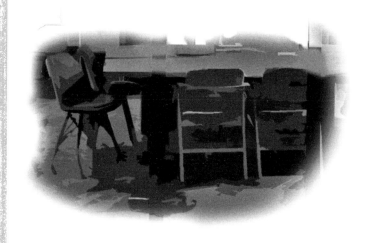

# ❖ 精神科医療の社会学

## 病床数、在院日数、入院医療費についての討論

　パスカルは「精神科医療の社会学」というテーマで討論会をすると
ドットーレに誘われ、研究室を訪れた。

　ドットーレ以外に３人が卓を囲み、コーヒーを飲みながら打ち解
けたように話していた。その様子はパスカルがいつもドットーレと
話している雰囲気そのままなので、内心ほっとしながら席に着いた。

　参加者：ドットーレ（精神科医）、イーサン（現状維持派）、デ・ファルコ（経
　　　　済通）、ウェンディ（ソーシャルワーカー）、パスカル（学生）

## ■テーマ１　精神科における入院治療形態の現状

**パスカル**　　社会学と言うと、なんだか難しそうですね。

**ドットーレ**　そうでもないよ。要するに、国民のこころの健康を守る
　　　　　　うえで必要な精神科病院のベッド数、医師を初めスタッ
　　　　　　フはどれくらい必要かということなどを論議するんだ。
　　　　　　具体的には、精神科医師一人当たり、入院患者を何人く
　　　　　　らい受け持つのか、入院期間は何日くらいが適切なのか
　　　　　　を考えてみようということなんだ。
　　　　　　それには、国際的に他の先進国と比較して、日本の位置

を数字でとらえるとどうなのかという視野も必要となる。その前に、精神科には一般科と異なる入院治療形態があるので、そのことを話しておかなくてはね。

**パスカル**　一般科に入院する際にも、病院との間で契約書か同意書みたいなものを書きますけど、それとは違うのですね？

**ドットーレ**　精神科では、統合失調症などの精神病で患者自身に病気の自覚がなく、社会生活に支障をきたす場合、医療保護入院と言って、患者本人の同意なしに親族の同意だけで入院する医療形態があるんだ。

**パスカル**　それは、入院中の患者の自由・人権が束縛されるということになりませんか？

**ドットーレ**　そういうことになる。病識がなくて、一般病棟での治療が困難な患者については、入口に鍵がかかっている閉鎖病棟に入院することになる。人権に関わってくることだから、医療保護入院には、精神保健指定医による判断が求められていて、この資格には一定期間以上の精神科経験とレポートなどの審査が必要なんだ。

**パスカル**　それでも、患者にとっては無理やり入院させられた感が強いですね。

ドットーレ　そう思うのはある意味当然だね。そのためのセーフティ
ネットもある。閉鎖病棟内には公衆電話の設置が義務付
けられていて、患者は法務局・精神医療福祉センター・
保健所などの公的機関に連絡して、いつでも不服申し立
てができるようになっている。

そもそも、精神科治療において閉鎖病棟が必要な理由は、
幻覚・妄想や自殺願望などに支配された本来の自分でな
い状態から、本来の自分を守るためなんだ。


入院形態のことはこれくらいにして、本題に戻ろう。

これを考えるきっかけは、ドイツの精神科病院を訪問し
た際に、受け持ち患者数の話になったことなんだ。

私はそこでドイツの医師から、

『日本の精神科病院では医師一人当たり何人くらいの入
院患者を受け持っているのかな？』と尋ねられたんだ。

『だいたい25人から40人の間くらいかな。医療法では
精神科医の受け持ち入院患者数は一人当たり48人まで
となっているよ』

『僕はだいたい10人くらい担当しているが、多く持っ
て20人が限度だよ。日本ではなんでそんなに大勢を診
られるんだ？』と驚かれたので、

『大学病院精神科で難しい患者を診てくれるから、その
場合は医師一人が診る患者は5、6人かな』と答えたが、
これは明らかに苦しまぎれの言い訳だったね。

こんなこともあった。

後日、日本で開催された講演会でのこと。講師はアメリカの精神科医だった。質問の時間になり、聴衆の日本人が手を挙げて、明らかに自慢げに、

「私の外来では1日100人くらいの患者が来るのですが、ついては……と例をあげ、こういう患者についてはどう対処されますか？」と尋ねた。

アメリカの医師はその対処法の説明の後、

「外来で、私には1日で20人以上はとても診れませんね」と感心したような、あきれたような、どちらにしても信じられないといった返事をしていたことが印象的だった。

**パスカル**　日本の病院外来では、受付順に診る病院や診療所も多いですよ。人気のクリニックでは、朝早くから順番札をもらうために行ったり、2、3時間待つのを覚悟で行く患者さんもいますよ。

**ドットーレ**　そう言えば、私が訪問したドイツのクリニックで外来を覗いてみたことがあるが、どこも閑散としていて、ある意味びっくりした覚えがある。ということは、救急を除いてすべて予約制ということだね。

でも、一人の医師が、入院なり外来で大勢の患者を診ることは、その能力の証だからそうなっているのだろうか？

患者の立場に立ってみても、それはよいことなのだろうか？

ここでは、そこら辺を議論してみよう。

## ■テーマ 2　欧米先進国に比べて、日本の精神科では病床数が多すぎる、平均在院日数が長すぎる、と言われることについて

**ドットーレ**　単純に考えると、ベッド数が多いと医師一人当たりの受け持ち患者が多くなる計算になる。日本の精神科病床数について問題にされたのは、1964 年にライシャワー事件が起きてからのことなんだ。

**パスカル**　ライシャワー事件？

**ドットーレ**　駐日アメリカ大使のライシャワー氏。この大使はハーヴァード大学で日本文化を教えていた教授で、日本語も話せた大の親日家としても有名な人なのだが、統合失調症患者にナイフで刺され重傷を負うという事件が起きた。

その頃の日本の精神科病床数は、OECD* のデータによると人口 千対 1 くらいで少なかった。当時の西洋諸国を見ると、米国の 4 をはじめとして大体 3 から 4 の間だった。統合失調症の発生率はだいたい 1%（人口 千対 10）で、有効な薬物療法も開発されていなかったから、これくらいのベッド数が必要とされたんだろうね。
ちょうどこのライシャワー事件前後に抗精神病薬が相次いで開発されて、臨床において手探り的に利用され始めていたんだ。

---

*OECD：経済協力開発機構。先進国から提出されたデータを元に様々な統計も出している。

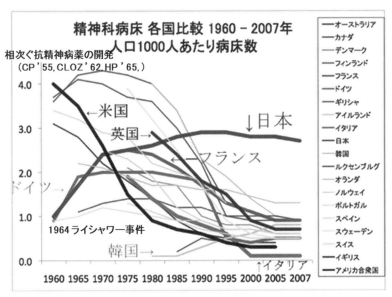

図 3　精神科病床　各国比較 （1960 - 2007）
2001 年大熊由紀子氏作成を一部改変、補足
( Hospital average length of stay Mental and behavioural disorders OECD and MHLW)

（例えばクロルプロマジンは 1955 年、クロザピンは
1962 年、ハロペリドールは 1965 年に世に出されている）

**パスカル**　抗精神病薬と精神科病床数との間になんの関係があるの
ですか？

**ドットーレ**　そう思うのも無理ないね。それまでの精神科治療は、と
にもかくにも患者を治療的環境に収容すること（精神科
病院への入院）が第一だったんだ。
その治療の内容は、電気ショック療法、インスリン・

ショック療法、ロボトミー手術、もしくは各種作業療法
といったもので、入院環境でないとできないものだった。
それらに対して、薬物治療は必ずしも入院環境を必要と
しない。それで、先進国では精神科病床数を減らし始め
たんだ。

一方日本では、「精神病患者を野放しにするな！」との声
に対して、精神科病院の建設を民間に頼って、急激に病
床を増やし続けた。粗製乱造の気味を免れない感じでね。
それで、1985 年から 1990 年にかけて、日本の病床数
は人口 千 対 2.9 で先進国中最多となって、現在でもほ
ぼその数を維持している（現在では人口千対 2.6 とやや
減少）。
逆に急激に病床数を減少させてきた他の先進国では、ほ
ぼ人口 千 対 1.0 以下と現在の日本の 1/3 以下になって
いる。これは抗精神病薬による治療や、心理社会的療法
の進歩の反映だろうね。

パスカル　それは、日本では抗精神病薬による治療や心理社会的療
法が進歩していないということですか？

ドットーレ　その点について見ると、各国における精神科病院への平
均在院日数という OECD の比較データがある。
これによると 2019 年の平均在院日数の数字は、日本は
306.6 日に対して、他の先進国は 50 日以内、ほとんど

の国で 30 日以下となっている。

使用できる抗精神病薬の種類は、日本と他の先進国でそんなに変わらない。むしろ日本では、一人の患者に出す薬の数が多いこと、即ち多剤併用が問題になっているくらいなんだ。

**パスカル**　ということは、日本の精神科医療の特徴は、先進国と比べて、病床数が 2、3 倍以上多いこと、それと入院期間が 10 倍以上長いということになるんですね。

病床数が多いことは一旦さておいて、例えば同じ統合失調症という病気で、日本で入院期間が他の先進国よりも 10 倍も長いなんて……。どうしてそんなことになるのでしょうか？

**イーサン**　ちょっといいかな？

現状を批判するのは簡単だけど、その歴史的背景も知っておいてもらいたいね。病床数のことだけど、国としてもただ手をこまねいて見ていただけではない。1980 年前後のことだったと思うけど（これは各国が精神科病床数を減らし始めた時期だが）、当時の厚生省から、精神科病床を減らして中間施設をつくる案が出されたことがあると記憶している。しかし、医療の質の低下を招くなどの理由で、猛反対され実現しなかった。

デ・ファルコ　私からもいいかな。

経済の視点からも捉えてみてほしい。

病床数がなかなか減らないことに関して、諸外国の精神科病院のほとんどが国公立で、国の方針で、病床数減の方向へ転換しやすい。

それに対して、日本の精神科病院の約9割が民間経営なんだ。すると、病床数が多いとその病床を埋めないと経営が成り立たないという問題が起きてくる。

他方、国の医療経済全体からすると、そんなに多い精神科病床に対して、一般科並みの単価（患者一人当たりの医療費）にすると財政的に破綻するので、当然単価を低く抑えることになる。そうすると病院側は、少ないスタッフ数でやらざるを得なくなる、という矛盾が生じる。

具体的に見てみよう。

入院にかかる平均単価は、

精神科 16,968 円に対して、一般科 50,858 円、一般療養 28,520 円となっている。

（R3年度　日本精神科病院協会　医療経済実態調査報告）

医療法における精神科病棟人員配置については表2の通りで、一般科では医師一人16人までに対して、精神科医は入院患者を48人まで受け持ってもいいことになっている。この数字は1958年来変わっていない現状にある。

日本の一般科と比べて精神科医療の貧弱さは、医療経済面から見ても必然的なんだ。

表 2　医療法における精神科病棟人員配置と
　　　　精神科病室の患者一人当たりの病床面積

**医療法における精神科病棟人員配置**

医師：患者　　1人：48人（1958年〜）　〔1人：16人〕

看護師：患者　1人：4人（2006年〜）　〔1人： 3人〕

※〔 〕は一般病床の人員配置

**精神科病室の患者1人あたりの病床面積**

※一般科病棟6.4m²、老人保健施設8m²

4.3m²　　　　　　　　➡　　　　　　6.4m²
（精神科療養病棟5.8m²）　　　　　　　（2001年新築分より）

**パスカル**　その根本的原因は、精神科病床数の多さにあるというこ
とですね。

**デ・ファルコ**　それで厚生労働省は 2004 年から 10 年かけて、日本の
病床数約 30 万床のうち 72,000 床を減らす計画を立て
た。しかし、実現できなかった。

**パスカル**　どうしてうまくいかなかったのですか？　そもそも
72,000 床という数字の根拠はどこにあるのでしょうか？

**デ・ファルコ**　先にも言ったように、日本の精神科医療の大部分は民間
の単科精神科病院が担っている。この数字の根拠なのだ
が、この数字を厚生労働省が出す前に、各精神科病院に
院内寛解もしくは軽快患者で、適切な退院先があれば退
院可能な患者数の調査を行い、その集計を基に出したは

ずなのだ。でも、この数字とともに、それに見合う施
設整備や精神医療を充実させる具体案が提示されなかっ
た。それで、民間病院の協力が不十分だったということ
になる。

ドットーレ　そのせいもあってか、精神科の単価が低いことと、精神
科医の相対的不足のため、総合病院で精神科のある病院
は少ない現状にある。ということは、精神障害で他の合
併症のある患者の場合、総合病院で診てもらうこと、併
診がし難いということになる。精神疾患も5大疾病（他
は、がん、脳卒中、急性心筋梗塞、糖尿病）の中に入っ
ているにも関わらずだよ。

イーサン　民間病院に低医療費で長く入院できれば、患者自身も、
家族も、地域の方も、ある意味安心できる。それに精神
科病院も、最近は新しく建て替えられた病院が多くなっ
て、精神科病院の象徴である鉄格子がなくなることを始
めとして、アメニティも改善されているよ。

ドットーレ　そういう見方もある。精神病患者は病院に居てくれれば
安心だ、とね。現実的に平均在院日数が全国平均で275
日と長くなっている (2021 年のデータ )。この問題を検
討するには、患者の希望、家族の希望、地域住民の受け
入れ体制、それと医療費の適正配置のことも考慮に入れ
ないと。患者の精神状態も当然重要だ。

パスカル　家族の立場については想像つきます。病状が安定していれば受け入れられる、とみんな思いますよ。

ドットーレ　日本の場合、以前にも話した服薬中断の問題や、精神科の救急医療体制が整っていないことなどで、家族や地域との関係が悪化して、退院しても受け入れ難くなることが多い。

パスカル　退院先のことですけど、元の家庭でなくてはダメなんですか？

ドットーレ　いい点に気がついたね。問題はそこなんだ。
　　　　　　例えば、入院を続けるほどではないが、まだ自立するには不安があるので様子を見たい、という場合のことを考えてみよう。
　　　　　　家に帰っても、家族が高齢者で世話が難しい場合も多い。となると、グループホーム (GH) などの中間施設で世話人がいて、平日の食事も朝夕作ってくれて、日中はデイケアに通うというのが一般的だね。

パスカル　だったら、GH をたくさん作ればいいじゃないですか？

ドットーレ　そうしたらいいと誰もが思う。でも、入院患者が減ると病院経営に影響が出てくる。それに GH や中間施設を誰が建てるのかという問題もある。

今は病院まかせになっている場合が多いようだね。

パスカル　いろいろありますね。医療経済の話が出てましたけど、日本はベッド数が多い分、入院費が低く抑えられているということですが、入院を続けた場合の費用と、外来に通った場合の費用はどうなりますか？

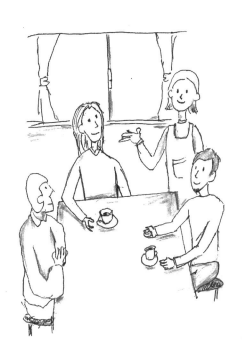

**ウェンディ**　やっと私の出番が来ました。まず、少し自己紹介をさせ
ていただきますね。私はウェンディ。精神保健福祉士、
いわゆるソーシャルワーカーです。PSW (Psychiatric
Social Worker) と呼ばれることもあります。

同じ精神科病院であっても、業務内容はそれぞれの病院
によって異なります。

ドットーレのホスピタルでは、主に受診・入院相談、入
退院調整、各種制度の案内・利用支援等を行っています。
専門職の集まりとも言える病院の中で、各職種の連結係、
また唯一の福祉職として、「患者である前にひとりの生活
者である」という視点を大切に、業務を行っています。

それで、元の話題に戻って、精神科入院と外来の費用の
差に関して、日本の中でも都道府県によって随分差があ
ります。それは平均在院日数（入院日数）と関係するこ
とです。

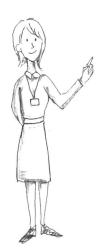

例えば、病床数が人口 10 万に対して 150 床
と少なくて、平均在院日数が 234 日と比較的
短い A 県と、それぞれ 495 床、326 日と両方
の数字とも大きい B 県を比べてみました（表
3）。そうすると病床数の少ない A 県の方が長
期入院者数も少なくなることがわかります。

表3　B県・日本の病床数・平均在院日数がA県並みになったら？

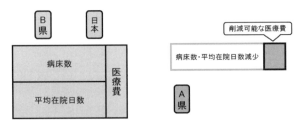

| | 日本 | A県 | B県 |
|---|---|---|---|
| 人口10万対病床数 | 262床 | 150床 | 495床 |
| 平均在院日数 | 266日 | 234日 | 326日 |
| 人口10万対長期入院患者数（65歳未満） | 50.8 | 34.2 | 111.83 |
| 人口10万対長期入院患者数（65歳以上） | 83.59 | 40.71 | 164.38 |

総務省統計局『人口推計（2019年（令和元年）10月1日現在）』
日本医師会総合政策研究機構『地域の医療提供体制の現状 - 都道府県別・二次医療圏別データ集 -』（2020年4月 第8版）
ReMHRAD　地域精神保健医療福祉社会資源データベース　多様な精神疾患の指標

ドットーレ　このデータに関連して重要なことがある。病床数が少なくて、平均在院日数が短いということは、それだけ精神障害の患者が社会で多く生活していることになる。
　　　　　　それだからと言って、その社会で精神障碍者によるトラブルや犯罪が多いという事実や報道は何もない、ということをこのデータは示している。

ウェンディ　さらに、ベッド数の多いB県において、ベッド数の少ないA県並みの人口当たりの病床数、平均在院日数になれば、どれ位医療費が軽減されるか（表4）、さらに、日本全体がA県並みになれば、という数字も出してみました（表5）。

表4　B県の病床数・平均在院日数がA県の水準まで減少した場合の医療費の変化

A県の平均在院日数・人口10万対病床数

| | B県 | 減少数 | B県の未来 |
|---|---|---|---|
| 人口10万対病床数 | 495床 | 345床 | 150床 |
| 精神病床数 | 3608床 | 2516床 | 1092床 |
| 平均在院日数 | 326日 | 92日 | 234日 |
| 1回の入院でかかる医療費（約41万円/月） | 約450万円 | 約125万円 | 約325万円 |

| | B県 | 減少数 | B県の未来 |
|---|---|---|---|
| 月間医療費 | 約15億円 | 約7億2500万円 | 入院　約4億5000万円<br>外来　約3億1500万円 |
| 年間医療費 | 約180億円 | 約87億1900万円 | 入院　約54億2500万円<br>外来　約37億8000万円 |

表5　日本の病床数・平均在院日数がA県の水準まで減少した場合の医療費の変化

A県の平均在院日数・人口10万対病床数

| | 日本 | 減少数 | 日本の未来 |
|---|---|---|---|
| 人口10万対病床数 | 262床 | 112床 | 150床 |
| 精神病床数 | 33万1700床 | 14万2450床 | 18万9250床 |
| 平均在院日数 | 266日 | 32日 | 234日 |
| 1回の入院でかかる医療費（約41万円/月） | 約370万円 | 約45万円 | 約325万円 |

| | 日本 | 減少数 | 日本の未来 |
|---|---|---|---|
| 月間医療費 | 約1373億2400万円 | 約411億3700万円 | 入院　約783億5000万円<br>外来　約178億3500万円 |
| 年間医療費 | 約1兆6478億8500万円 | 約4936億5000万円 | 入院　約9401億9400万円<br>外来　約2140億4300万円 |

パスカル　これで余裕ができた医療費をどう使うかが問題となりますが、精神科医療の充実や、退院患者が安心して生活できる住居の整備に向けられるといいですね。

ウェンディ　そう来ると思って、精神科スタッフ数の国際比較を見てみましたよ。

精神科医師数について見ると、日本で人口 10 万人当たりの人数は少なくはないのですが、病床数が多いせいで精神科医一人が受け持つ入院患者は、日本 30.2、次がカナダで 16.1、その他の先進国は 1 桁の数字となっています。この違いは大きいと思いませんか？

日本における心理社会的療法の発達に関連してですが、驚くのは、臨床心理士の配置についてなんです。日本では、2017 年まで臨床心理士は国家資格がなく、公認心理師として、即ち公的な精神科スタッフとして認められていなかったのです。心理社会的療法の重要な一員にも関わらずですよ。

イーサン　「現状でもいい、やれる派」の私の意見としては、日本の精神科ベッド数が多いと非難されるけど、例えば、米国でのナーシングホームが収容施設的役割も果たしていることを忘れていませんか。その意味では慢性期の入院患者に対して、日本はむしろ手厚いと言ってもいいかもしれない。

精神病患者の入院の必要性は少なくなったのは確かだ

が、他方日本では、他国より早く高齢化社会となる。認知症に伴う精神症状（BPSD）の受け皿として、これからますます精神科ベッドが必要となってくることを、是非知っておいてほしいね。

**ドットーレ**　その問題の精神科病院の位置付けも当然ありだと思う。だからと言って、現状の病床過多、超長期収容の在り方をそのまま踏襲していいのかについては、きちんと見直しが必要だと思う。

それに、認知症患者は高齢化もあって、身体的合併症も多く、複数の病気の治療を同時にする必要がある場合の対応も問題なんだ。それも含めて現在の単科の民間精神科病院で治療できるのか、という問題もある。そういう場合は、総合病院の精神科で診ることができればいいのだが、残念ながら、先に述べたように今の日本の総合病院には精神科を併設している病院は少ない。

**パスカル**　その理由は単価が低いから、一般科並みにスタッフを充実させられないからだ、と、また堂々巡りになってしまいますね。

**ドットーレ**　日本の精神医療が欧米先進国と乖離している理由の根幹は、精神科ベッド数が3倍以上あることなんだ。それをまず減らさないことには、どうにもならない気がするね。

イーサン　君の言うことは、絵に描いた餅のような議論だよ。単純に考えても、それは現在ある精神科病院のうち、かなりの数を潰そうということになるし、そこで働いているスタッフは失業してしまうことになるよ。

ウェンディ　その点については、病床数を減らして浮いた分、単価を上げ、スタッフ数を充実させればいいと思います。

ドットーレ　それに、そもそも病院を今の精神科慢性期病棟のように、収容施設化するのは本来の病院の在り方「病院は病気の症状を治して社会に退院させる機能をもつ施設」から外れている。
　　　　　収容目的の機能が必要であれば、別にナーシングホームとか、デイケアや作業所に通える施設を作ればいい。何よりもその方が、国際的にも同じ基準で統計データの比較が可能になるからね。
　　　　　そうすることによって、今の精神科の入院にかけている費用を、患者が社会で暮らせる施設作り、オーストラリアのように救急のためのチーム作りに回すことが可能となる。

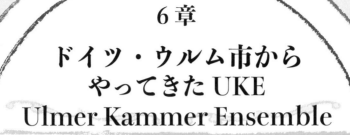

# 6章

# ドイツ・ウルム市から
# やってきた UKE
# Ulmer Kammer Ensemble

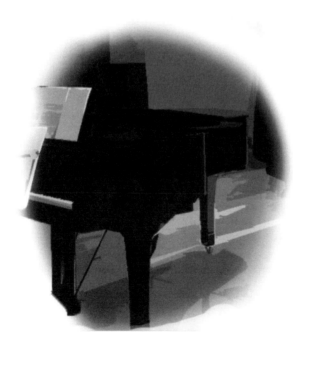

# UKEの日本縦断ミニコンサート

「今日は私がドイツにいた頃に出会った楽団、UKE（Ulmer Kammer Ensemble：ウルム室内アンサンブル）について話そうか」

　ドットーレはパスカルに、とある夜の演奏後にカンティーナで打ち解けた演奏家たちの話をした。

「そんなことがあったんですね。それで、日本でのコンサートはどうなりました？」

「日本に帰ってから、それがずっと気になっていたんだ。当時、地元の大学教授が発起人になって作ったクラブみたいなものがあって、私も誘われてそこに所属していた。

　メンバーはそうそうたるもので、大学人、経済界の（元）社長、銀行の（元）頭取、文学界の人たちがいた。会では、それぞれの専門分野の発表と、1時間ほどかけて質疑があり、ダンスの講習会あり、飲食ありで、気のおけない面白い集まりだった。

　そこで、ウルムの音楽家による日本縦断コンサートのうちの高知公演について、何人かに持ちかけてみたんだ。すると、異口同音に忠告されたのが、労多くして得るものは少ない、それどころか、百万円単位の赤字を出すのがオチだとね」

「どうされました？」

「妻とも相談して、自分たちでやるしかない、ということになった。それでUKE実行委員会を立ち上げてみると、ボランティアで協力してくれる人がたくさん出たんだ。いろいろ会場になりそうな場所

探しから始めて、最終的に自由民権記念会館にしたよ」

「そこに決めたのはどうしてですか？」

「そこの運営トップが大学の元学長で、いろいろ融通をつけてくれて、エントランス・ホールを使っていいと言ってくれたんだ。そこには小ホールもあったけど、そこは舞台と客席が分かれていた。それで、演奏家と観客との交流の場として、同じ平面で楽しめるエントランス・ホールを選ばせてもらった。双方の距離感が少なくて一体感が出てくると思ってね。

　子ども連れの客のために育児室も確保できたし、教育委員会、国際交流協会、文化事業団、日独協会の後援も取り付けられた。結局、私が帰国してから3年後、ようやく実現したというわけだよ。


　当日はUKEの方針で、地元のピアニスト（山崎晶子さん）との連弾、バイオリニスト（須賀陽子さん）との共演プログラムもあった。終盤にはバイオリン音楽教室の生徒たちとの合奏、最後には日本の歌の全員合奏・合唱までもね。

　思いのほか観客も多数来てくれて、ホールから2階への階段、2階フロアからも覗き込むようにして鑑賞できるようにした。それも観客との一体感を醸し出していた。立体的に演奏家を包み込むような形でね」

「通常のコンサート形式でなかったのもよかったということですね」

「後日、地元新聞社のコラムでも取り上げられ、高評価だったよ」

# 余波

「それから地元の自由民権記念会館でのコンサートの翌年に、県立精神科病院の院長として赴任したんだ。そこへ、UKE から次年度のコンサートの打診があったので、市中でのコンサートに加えて、精神科病院でのコンサート開催の可能性についても UKE に問い合わせてみた。快諾との返事だった。

となると、準備しなければいけないことがたくさん出てきた。第一ピアノもない。小さなホールはあるけど、そのままでは使いものにならない、と課題が山積だったんだ。

まずピアノ。その購入のために、院長の裁量額を尋ねて、『20万円』という返事で、その少なさにびっくりしたね。

知り合いの楽器店主に頼み込んで、そのギリギリの値でアップライトのピアノを購入したんだ。

ところが、想定外のことだったが、輸送費がかかって、裁量額を超えたということで始末書を書いた。次に職員のボランティアで、舞台から休憩室に通じる通路を作り、天井も低過ぎて音響効果が悪いので取り除いてもらった。これも、病院業務担当者が始末書を書いたかもしれないね」

# 精神科病院コンサート

「『それでは、ウルマー・カンマー・アンサンブル（UKE、ウルム室内合奏団）のメンバーを紹介しましょう。

　バイオリン：ユリウ・ベルトーク、磯村みどり／ビオラ：磯村寿彦／ファゴット：杉本暁史／チェロ：ハンス・ヨアヒム・チェーバー／ソプラノ：武藤ひろ子／ピアノ：星井暁子の皆さんです』

　こうして、県立精神科病院での第一回コンサートの始めに、私がメンバー紹介をしたんだ。進行役の杉本氏による親しみやすい口調での曲目の解説、作曲家にまつわる逸話等があり、演奏家による楽器のわかりやすい説明もありで、それまでのクラシック・コンサートとは一味も二味も違った、観客に話しかける雰囲気の進行の仕方だった。

　それは『自分たちの土地で長い年月を経て培われてきた"文化"を大切にする一方、見知らぬ人たちの"文化"にも気軽に触れることができたらどんなにか視野が広がることでしょう』という、杉本氏のオーストリア、ドイツにおける長年の経験から生まれた信念に裏打ちされたものだった。

　観客は、精神科患者たち、病院スタッフ、それと近所の市民の皆さんも大勢立ち見でも来てくれていたよ」

「つまり、その前年のコンサートに続いて、精神科病院のコンサートも大成功だったんですね。コンサート中の患者たちの様子はどうでしたか？」

パスカルは興味深そうに尋ねた。

「病棟では落ち着かず徘徊したり、独り言を言っていた彼らが舞台での演奏に集中し、静かに耳を傾けていられる様子には驚かされた。100人くらいしか入らない小さなホールで、すぐ目の前で演奏される生の音楽の力だけではなく、タキシードを着た音楽家たちの、お互いに聴き合いながら演奏している姿にも感銘を受けたのだろうね。演奏会最後の日本の歌の聴衆との合奏など、UKEの演奏家たちだけでなく客席も含め、全体がまとまったコンサートになっていたんだ。

コンサートの最後の交流を兼ねた質問コーナーでは、
『バイオリンを演奏している時に、身体を大きく揺らして弾くのはどうしてですか？』という質問まで出たんだ。

それに対するバイオリニストのユリウの答えは、
『もし、僕がこういう風に突っ立ったまま演奏すると、どうなりますか？』と直立姿勢で演奏して見せ、その後、いつものように身体を揺らしながら弾いて見せてくれたんだ。

この第一回コンサートには知事夫妻の参加もあり、その後の懇親会にも出席してくれた。

後日、地元青年団から病院の環境改善にと、等身大の塑像や木の彫り物など、たくさんの作品の寄付もあったんだ。

　その後、2年に一度UKEが日本で演奏旅行をする都度、病院コンサートが開催されるようになった。

　また、病院外でのコンサートもいくつかあり、地元の音楽家との共演、バイオリン、ビオラ、ピアノなどの個人レッスン（県外から受講に来た音楽家もいた）、地元私立高校合唱部への出張指導（マイヤーさんはシュツッツガルト・バッハ合唱団で指揮を務めた経験もあり、ウルムのいくつかの合唱団の総指揮者でもある）など、いろいろと地元音楽界に貢献してくれたんだ。

　これを契機に、精神科病院ライブ・コンサートが毎月1、2回のペースで行われるようになり、これには大勢の地元演奏家の参加があったのは言うまでもない。

　加えて、県外の演奏家の参加、海外の演奏家、例えば、クニ三上（ジャズ・ピアノ、ニューヨーク）、本田早美花（バイオリン、パリ）、リッチー・バイラーク（ジャズ・ピアノ、ニューヨーク）も日本での演奏旅行のついでに寄ってくれるようになった。

　こうしたコンサートの様子から、我々医療者側もたくさん学ぶことがあったのだよ」

「例えば、どんなことですか？」とパスカル。

「精神科の患者は、うつ病にしろ統合失調症の幻覚・妄想にしろ、こころの機能の疲弊、狭小化もしくは解体等による統合にも問題があると言える。その結果、なんらかの意味でコミュニケーションに問題を抱えている。音楽はその反対、様々な形のコミュニケーションの取り方を示し、心を豊かにし、統合し、広げてくれる」

　ドットーレは続けて、

「UKE のメンバーは、その分野における技量を通して自分の持つもの、訴えたいものを表現する……音楽を通してすぐれたコミュニケーション技術を培った人たちなんだと思わないかね。

　かつて私は、UKE のコンサート前の練習や、打ち合わせの様子を見学させてもらったが、実に細かなところまで詰めている」

「リハーサルではどんな打ち合わせをしているんですか？」

「例えば、音楽家同士の配置とかをいろいろ変えて演奏してみて、客席後方にどう響くかなどを確認し合っていた。あれは音のバランスへの配慮だね。

　バイオリンを 2 つ持っているユリウさんは、どちらがこの会場に合っているかと確認していたし、チェロのチェーバーさんは会場の室温が気になるらしく、もう 0.5℃ 低くしてみてと言っていた。夏の日本は湿度が高いから弦と指の滑りが違うということだそうだ」

「リハーサルでそんなにも細かく詰めていくんですね。驚きました」

「その意味では、コンサートは彼らの長年の修練のたまものなんだけど、さらに、会場ごとに詰めていかなければならないこともあって、我々にとって些細なことのように思えることでも、おろそかにしないのはさすがだね。

　現在の私の病院のような、100 人くらいの小ホールでの生のコンサートでは、音楽家の表情や息遣いやお互い同士の目配せなど、彼らの持つ調和のあるエネルギーみたいなものに、我々観客は直接触れることができるんだ。病院コンサートは、そのように培われた音楽に対する真摯な姿勢と、エネルギーのエッセンスを分けてもらえるいい機会なんだ。彼らもその一期一会の機会を大切にしているんだね。

　そういうことで、UKEの演奏会に限らず、私の精神科病院におけるコンサートでも、それを一方的にしないために、コンサートの最後には合唱や音楽家との質疑応答など、できるだけ交流の時間を設けるようにしているんだ。

　加えて、コンサートの準備（舞台背景の作成）や、当日の一般観客との応対に患者にも加わってもらって、それが社会性を獲得する練習にもなっているんだ。それに、舞台に立つ音楽家は、みんな正式の舞台衣装で出てくれるので、患者にも『できるだけオシャレをして行きましょう、オシャレを楽しみましょう』と声かけをしているんだ」

「それで、ドットーレの病院のホームページには『音楽療法では、音楽の持つ生理的・心理的・社会的働きを活用して、感情の調整、協調性の獲得、コミュニケーション障害の改善、社会性の向上などをはかります』と書いてあるんですね」

　精神科病院でのコンサートに、果たしてわざわざ足を運んでくる市民がいるだろうかと疑問を持っていたパスカルは、

「ちなみに一般市民も多数参加してくれているとのことですが、精神科病院ってまだまだハードルが高くて、よっぽどのことがないと足を踏み入れたくない、関わりたくないと思っている人も多い所でしょう？」

「そうだね、私も知人から『世の中には関わりを持ちたくない施設が３つある。刑務所と精神科病院と税務署だよ』と笑いながら言われたことがあるよ」

「ああ、わかりました。だからそのような偏見とまでは言わないまでも、そういうイメージを取り払うために、一般市民にも強い興味

を持ってもらえて、精神科病院とはどんな所かな？　と関心を持っ
て来てくれるような内容のコンサートなんですね」

「そういう意図もある。そのことについては、病院で取った一般市
民対象のアンケート結果（図4）を見てもらえば明らかだね。コン
サートを患者と共に過ごした前後で印象は随分変化している」

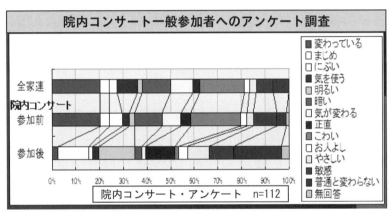

図4　精神障碍者に対するイメージの変化

「一番重要なのは患者の反応なんだ。自分の中に閉じこもった統合
失調症の患者、何事にも興味・関心を持てなくなったうつ状態の患
者のことなんだ」

「そういう症状もあって、その治療のために入院して薬物療法や精
神療法とか看護を受けているわけですよね」

「しかし、それだけでは不十分で、心理社会的アプローチも大切な
んだ」

「どういうことですか？」

「うん、例えば、患者への社会技能訓練（SST）、家族に対する病

気についての教育などの心理社会的療法、生活環境理解のための退院前訪問などいろいろ挙げられるけど、我々が病院コンサートを通して気づかされたのは、作業療法（OT：Ocupational Therapy）の在り方・質なんだ」

「OTって、どこの精神科病院でもやっていますよね」

「そうだね。でもおおかたが類型的・集団的なもので、患者個々の適性や興味とかを考えた上でのものではない。Occupational には"時間つぶしの"という意味もあるが、そちらの意味合いが強いきらいが無きにしも非ずなんだ。

　病院コンサートを通して学んだことがある。それは、普段、無関心な患者が興味を持てるような、プログラムを作り提供すること、院内行事も含めたOTの質を高めることなんだ。患者が、それらのプログラムに集中し積極的に参加できるということは、少なくともその間、幻覚・妄想などの症状を忘れていられる。つまり、脳の健康な部分に働きかけていることになるんだ。

　そうすると、少なくともその間、幻覚・妄想などの症状を忘れていられることが多くなる。患者は、そういうOTプログラムがあれば、積極的に取り組むことができる。少なくとも拒否することが少なくなる。

　そうやって、患者が安心して療養できる環境の整備、病院スタッフと交流できる時間なども、とても大切なことだね」

「そうするためには、個々の患者に応じた多様なOTプログラムを用意することも必要になりますね。でも、患者の適性はどのようにして見つけるのでしょうか？」

「もちろん、いろいろな心理検査もある。加えて、看護師とのチー

ムワークと情報交換も大切になってくる。彼（女）らは、病棟での行動観察を日常的にしているから、一緒に作業療法の現場に参加してもらう機会をつくると、いろいろ教えてくれるよ。病棟でもできる種目を用意すると、多面的なアプローチ、観察が可能になる。

　精神科のチーム医療が重要だとはよく言われることだが、なかなかうまくいかないことが多い。チームがまとまらないとしたら、各職種でお互いやっていることをよくわかっていないとか、配慮が足りないとか、あると思うね。

　お互いの仕事を理解し合うことがないと、チームとしてのアプローチは難しくなる。でも、それができると、病院への帰属意識も生まれる。それはとても重要なことなんだ。

　そういったことを病院でのUKEメンバーの演奏ぶりを見ていて、また彼らとの交流があって学ぶことができたんだ」


　この章の最後にUKEのファゴット奏者の杉本暁史さんから我々に寄せられたメッセージを紹介しよう。


「（前略）今後をよい社会にするためには、まず私たち大人が文化を大切にし、心のゆとりを取り戻すことだと思います。文化は人間にとって石鹸のようなもの。仕事に追われ、疲れ、荒れがちな心を文化で洗うことによって心に優しさ、他人への思いやりを取り戻すことができ、住みやすい街を創る原動力となると思います」

# 7章

# 杜のホスピタルの部屋

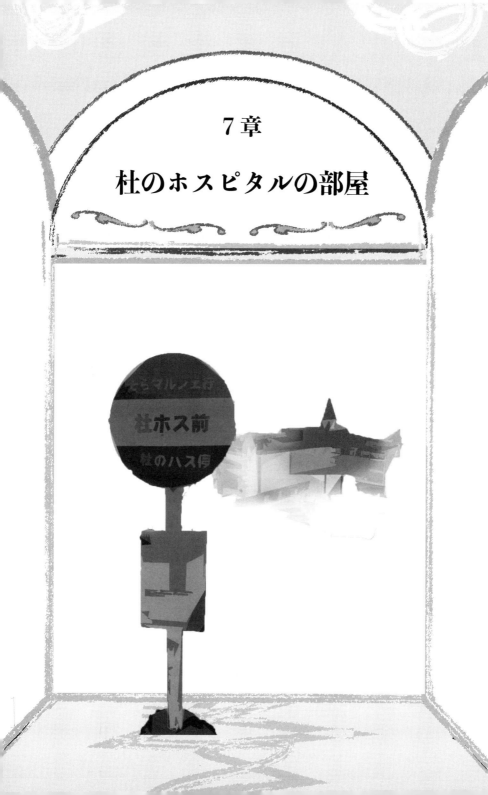

## ❖❖ 杜のホスピタルを訪ねて

「パスカル君。こうして語り合って統合失調症の理解は深めていったわけだが、一度私の病院に来て実際に病院現場を見てみないかね？」

「ぜひ見学させてください」

　そうしてパスカルは次の休みに、ドットーレの病院『杜のホスピタル』を訪問することになった。


「まるでヨーロッパの建物みたいですね！」

　外観を見たパスカルは目を丸くして思わず声を上げた。

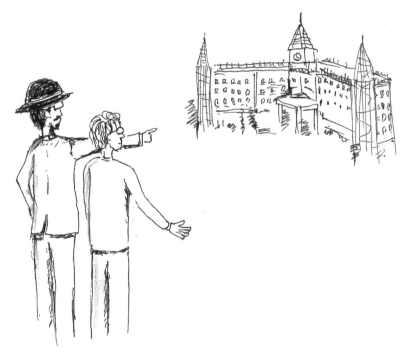

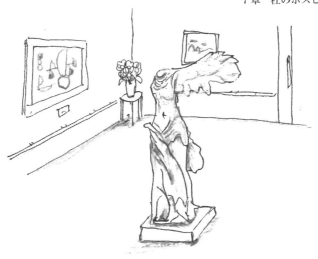

　入ると、見上げるような等身大のサモトラケのニケ像が、客人を
出迎えるかのように立っていた。頭上は吹き抜けになっており、そ
こには鳥のモビールと飛行機が飛んでいた。

「美術館みたいで、素敵な空間ですね」
「これだけ大きなニケ像は日本では手に入らなくてね。ネットで調
べたらアメリカにあったんだが、アメリカ国内販売に限られていた。
それで、次のようなメールを出して交渉したんだ」

"I want this sculpture for my patients to encourage them to
fly out from my hospital and to try to live in their own life in
society."
（私がこの羽のあるニケの彫像を病院に置きたい理由は、患者に病院
から飛び出して、社会の中で彼ら自身の生活ができるように励ましたい
からなのです）

「そしたら、Daniel という担当者が賛同して送ってくれることになった。そのメールが来た時にはうれしかった」

"We are happy that we were part of your noble project and indeed hope it will encourage your patients."
（私どもも、あなたの素晴らしいプロジェクトの一員となれてとてもうれしく思い、またこの彫像が患者の励ましになればと願っています）

「ニケは勝利の女神だから、これは患者が病気に打ち勝って自由に飛び立って、希望を叶えることができますように、という願いを象徴した像なんだ。全体で調和をイメージできるような空間にしているんだよ」
　パスカルがモビールや複葉型の飛行機を見上げていると、
「この飛行機は患者が作成したんだよ」
「すごい!!　精巧に作られていますね」
「本当にすごいよね」
「一人で作成されたのですか？」
「うちの作業療法士（OTR：Occupational Therapist Registered）と一緒に作ったんだよ」
「へぇ～。作業療法士かぁ。どんな人たちだろう？」
「せっかく来たんだから彼らに会ってみるかい？」
「ぜひお会いしたいです」

　作業療法士の部屋に向かいながら、ドットーレは、ミレニアム・ファルコンのプラモデルが停泊している壁を指さし、

「これは径 50㎝くらいかな。もっと自由に飛べる未来形もあった方がいいと思ってね」

「これは誰が作ったんですか？」

「もちろん私だよ」

　ドットーレとパスカルは階段を昇り、2階の作業療法士たちがいる部屋をノックした。

「はーい」

　ドットーレがドアを開けると、そこには若い男性が2人座っていた。

「君たちに紹介したい人がいるんだ」とパスカルを招き入れた。

「初めまして、パスカルと言います。僕はドットーレの講義を受け始めて、精神科病院にすごく興味が湧きました。そんな時、ドットーレの病院を見る機会をもらえたんです。今日はいろいろと教えてください」

「初めまして。俺は作業療法士のオットー、よろしく」

「僕は作業療法士のピーター。よろしくお願いします」

「パスカル君に、うちの精神科作業療法について伝えてくれるかな」

「そうですねぇ、どこから話をしましょうか？」

「うちの精神科作業療法も、ここまで来るのに色々あったじゃないか」

「ありました！　あの時の汗と涙の話。僕はついていくことに必死だったなぁ」とピーター。

「その話、すごく興味があります。聞かせてください」


「そうだなぁ、あれはドットーレがここの病院に来て間もないときの話。ドットーレが魔女を連れてきたんだ」

　オットーは思い出すかのように、ゆっくりと語り始めた。

# 西の魔女
## ～作業療法の在り方を問う～

　マーシャが、作業療法スタッフ室の引き戸をさっと開けたのは、まだ夏の暑さが残っている午後のことだった。エアコンのきいた部屋で涼んでいたスタッフには、その熱風の中に、涼しげな夏の和服を着てスッと立っている見知らぬ女性の姿に、思わず居住まいを正した、そんな記憶が残っている。

「マーシャ・ウィーバーと言います。マーシャと呼んでください。ドットーレから頼まれ、ここの作業療法室の顧問として来ました。まず、作業療法の在り方を見させてもらいます」

　マーシャはザッとOT室を見渡し、一見して何か雑然とした殺風景な雰囲気の部屋と感じたようだった。


「私は医療のプロではありません。機織りのプロです。私の機織りは、蚕を育てることから始めるのです。糸をつむぎ、一本一本を重ねて線を作り、それを草や木から抽出した色で染め、それから織り物の面の構成を考え、自分の頭の中に浮かんだイメージを機織りの過程で表現していくものです。表現することのプロです」

　マーシャの言葉を引き継いで、ドットーレが紹介を続ける。

「彼女は毎年全国の作品展に出品し、入賞してきたんだ。ヨーロッパでも大きな作品展をしている。

　私がここに来る前の病院でも、彼女に依頼をして OT 室の顧問を
してもらったことがあるんだ」

「私はそこでスタッフと一緒に、OT スタッフに何ができるか、精
神科 OT だからこそ患者一人ひとりの個性を観察して、関わって、
病院内に留まらず、もっと工夫できることがある！　と考えながら
してきました。これからどうぞよろしく」

　早速、マーシャの"躾"がスタートした。

　OT 室の整理整頓に始まり、OT スタッフの言葉遣い、姿勢への
注意も含めて、細部までこだわった厳しい教育だった。

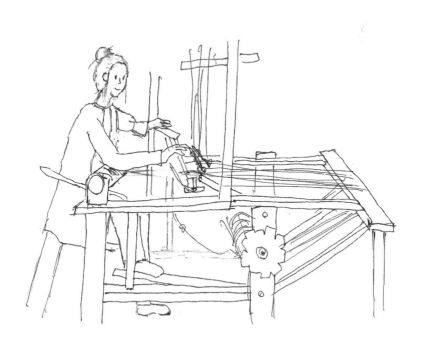

# ✳ カ リ ー ナ ✳

　10代の女の子カリーナが入院してきたのはちょうどその頃だった。

　カリーナは身長165㎝、体重60kg位と体格がよく、言葉遣いも乱暴だった。と言うより、どこでどのような言葉遣いをしたらいいのか教えられてこなかったように思われた。

　これまで様々な精神科病院を転々とし、その衝動的な暴力のために、どの病院でもケガ人を出していた。そのため、前の病院では何週間も抑制された状態で過ごしていたらしく、もうどこの病院からも受け入れを断られていた。

　彼女の受け入れを打診する診療情報提供書を見たドットーレは、そこに、かなりの量の向精神薬の処方が記載されているのに気がついた。彼女の暴力の鎮静を計るため処方されたものだったが、それを見て逆に、ドットーレには治療作戦が浮かんだようだった。

「この患者を引き受けよう」

「他の病院が匙を投げたような、こんな難しい患者を引き受けようと言うからには、何か勝算があるのでしょうね」

　とマーシャが尋ねると、

「彼女がよくなると、うちのホスピタルの評判が変わるかもと思ってね。ホスピタルのレベルを知ってもらうためにも、彼女を引き受けたい」


「方針はどういうもの？」

　ドットーレは頭を掻きながら、

「まず、彼女の脳波記録をとって、α波の周波数を見てみなくては」

「脳波に問題があると？」

「普通、脳波のα波と呼ばれる波は彼女の年齢だと 10 Hz だが、そのα波が遅くなっていれば、通常の精神機能に影響を及ばす場合がある。

　つまり、脳の機能が低下していることがわかれば、α波を遅くしているなんらかの原因を探せばよい。彼女の場合、かなり大量に向精神薬を処方されているから、それによる影響が最も考えやすい。その問題言動も含めてね」

　ということで、カリーナの入院を受け入れることになった。

　脳波を記録したところ、ドットーレの予測通りα波は 7 Hz で、普通の子どもの小学校入学前後の脳波と言ってもいいくらいの数字だった。

「カリーナのα波が遅いことと、暴力との関係の説明が必要ね」

「たしかに鎮静の目的で向精神薬を多く処方することがある。通常は過鎮静になって眠くなるのだけれど、彼女の場合は、自制する能力の低下となって現れた。そのために、些細な刺激に対しても我慢やコントロールができず、衝動的に暴力に走ってしまわないかと考えている。

　だから今、たくさん出ていた向精神薬を減らしている最中だよ。同時に感情調整作用のある抗てんかん薬を漸増している。調整に1ヵ月はかかるから、その間スタッフには辛抱してもらって、変化を見てほしい」


　カリーナが入院した部屋は保護室（施錠できる鉄製のドア、自傷他害防止のため特注の壁、床、トイレがある）だった。

入院当初のカリーナの病態は、少しでも何か気に入らないことがあると喚き続け、ドアや壁をドンドン蹴ったり、叩き続けたり、食事のときに、食器、食べ物を投げつけたり、スタッフに内容物をかける等々、相当なものだった。それを皆で制止抑制する際に、蹴られて肋骨にひびの入ったスタッフも出たほどだった。

「まず保護室に行って、カリーナを観察してきなさい！」
　とのマーシャの指示で、ピーターと俺（オットー）は一緒に何度か訪れて、
「穏やかな様子なので、今ならマーシャが行っても大丈夫かと思います」
「じゃあ、私に一緒についてきなさい」
　ピーターと俺は、マーシャがカリーナにどう対応するのか興味津々でついていった。今まで保護室は、基本的には医師と看護師しか立ち入らない領域で、OTスタッフが介入する場ではないというのが暗黙の認識だった。
　保護室に入って、
「今日はカリーナに合わせたい面白い人がいるんだけど、いいかな？」
「えっ、誰？」と怪訝そうな表情で、警戒した様子のカリーナ。
　マーシャが自己紹介を始め、
「私のことは白髪のおばあちゃんとでも呼んでね」と言うと、
　カリーナは警戒しながらも、少し気を許したように見えた。
　そこからOTスタッフを伴い、マーシャと週2回の訪問が始まった。そんなある日、
「何のために私たちはカリーナのところに訪問するの？」

マーシャの問いに、俺たちは至極当たり前の答えを返した。

「病状からの回復、社会参加をしてもらうためです」

その答えにマーシャは、

「だったら、そのためにあなたたち OT スタッフに何ができるの？ この子はなぜ怒っているの？　カリーナにとって嬉しい楽しいと思えることはなんなの？」

と矢継ぎ早に問いかけてきた。

人の気持ちや意思を知ることは難しい。それは本人のみ知っている（と言いたいところだが、精神科の場合必ずしもそうではない。本人にもわからない場合も多く、それが精神症状なのだ）。でも、時間をかけて観察していると、その時に表出される感情の理由について、推測できるようになってくるかもしれない。

そう考えたオットーはピーターとスタッフを集め、ミーティングを開くことにした。

「カリーナの場合、情動の変動が激しすぎて、疎通を取りにくいのが問題」

「このままのコミュニケーションの在り方だと、信頼関係を結べないだろう？」

「どちらにしても、まず本人を身近で観察して、理解しようとすることから始めなくては……。訪ねて尋ねて、その反応を見なければわからないこともたくさんあるよね」

「具体的にどう接していけばいいのだろう？」

「いずれにせよ、彼女が関心を示すものを見つけることじゃないの？」

「保護室という何もない部屋で、一番辛い時に訪ねてくれたら、心も動いて、距離感も近づくかもね」

「そうしたら、暴力も少なくなるかなあ？」

「当たり前だが、患者との関係性ができていなければ“何かをしたい”という本音を聞き出すこともできないだろう。

　やはり、もっとカリーナのところに行って、彼女が警戒心を緩めて、少しでも話をしてもらえるようにしよう！」

　という具合に、マーシャの度重なる問いかけによって、基本的な視点からカリーナのことを考えられるようになった。

　それからOTのスタッフたちは、マーシャと共にカリーナの保護室を度々訪れるようにした。そして、カリーナと接したときの反応について情報を交換し、どのような気持ちや意志を持っているかについて、議論を重ねるようになっていった。


　カリーナとは、最近流行のアイドルの話、好きな人、苦手な人の話や得意な科目の話など、OTスタッフたちが10代の頃に経験したことを振り返りながら、お互いを少しずつ知っていける雰囲気づくりから始めた。カリーナが不機嫌で私たちを拒否するときには、明日また来ることをメッセージに残すなど……、試行錯誤の連続だった。

　徐々にカリーナが興奮する回数も減って、少しだけ心を開いてくれるようになってきたある日、カリーナから

「今日は何するの？」と不愛想に聞いてきた。

　そして、「私は普通の学校生活がしたいの」とつぶやいたのだ。

　それまでは、「何かしたいことがあるの？」と尋ねても無視や威圧的な態度で応じていたカリーナが、自ら“したいこと”を話してくれた瞬間だった。

　早速、次の日から俺たちは、彼女の"したい"を叶えるべく、プログラムを作成する過程を共にすることになった。
「学校生活って、例えばどういうものなのかな？」
「……国語とか体育とか……入院のせいで友だちとも遊べてないし」
　今までは疑問を投げかけるとムキになり、切れるといった態度であったが、こちらの問いかけに対して、想いを言葉にした会話が成り立つようになってきていた。
「友だちにしては年が離れているけど、俺たちが友だち役や中学校の教師役をして、毎日授業をしていくのはどうかな？」
　と、カリーナに提案すると、少しとまどっている様子だったが、
「いいよ」との返事。

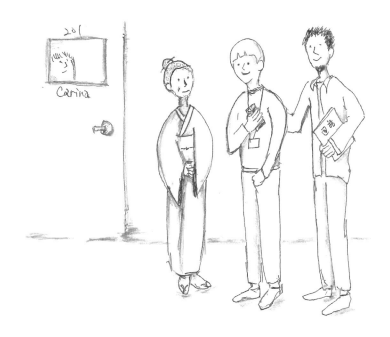

OT室に戻って、

「うーん……、ホスピタル内で学校教育を体験できるようにするには……？」

「体育・国語・数学などの学校授業や交友関係を再現するために、『ごっこ遊び』のような要素を取り入れることにしてみては？」

さっそく、体育教師役にオットー、カリーナの同級生役にピーターと配役が決まり、

「私がまず国語の先生を試しにやってみるから、あなたたちは教科書を集めてきなさい。なければ買ってきなさい」

というわけで、マーシャを国語の先生と生活指導の先生役として2、3回授業を試してみたが……、

「やっぱり私には国語の教師役は無理だわ！　実際の学校の先生を呼びましょう！」

そこで、いろいろなツテを辿って、義務教育担当の国語の先生をなんとか見つけ出すことができた。


「キーンコーンカーンコーン」と授業の始まる前にはチャイム（アプリやYouTubeからダウンロード）を鳴らし、本人の家にあった教科書を家族に持ってきてもらい、それを基に授業を始めた。


同級生役のピーターと相談しながら、教師が作った問題にカリーナとピーターが取り組んだり、発表したりするなど、できるだけリアルに近い環境を演出して提供した。

その中で、同級生役のピーターはマーシャから、

「どうして解けないの？　あなたみたいなバカはいないわよ」と

散々罵られることも度々。

「はぁ〜？？？」

（これって本気なのかな？　それとも勉強の厳しさと優越感をカリーナに間接的に教える芝居？）

　そんな時、思いがけずカリーナが助け舟をピーターに出す場面もあった。

　体育の授業では、スポーツテストやサッカーを取り入れ、文化祭と称してかき氷を作るなど、授業態度や姿勢の指導を含めて、マンツーマンながら学校教育、交友関係を院内で体験できるように工夫し、煮詰まらないようにして……。

　こうして1ヵ月が過ぎた頃、カリーナの口から、

「お母さんにお弁当を作りたい……迷惑をかけているから」と。

　以前のカリーナだったら、スタッフが声をかけても反発し、怪我を負わせるような暴力的な形でしか反応しなかったのに、自分のこと以外への思いが湧いてくるようになった。

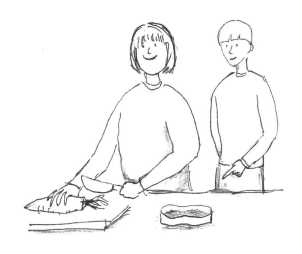

薬物の減量と並行して、彼女の前向きな“したい”を叶えようとするリハビリに取り組むことによって、本来ならその成長過程で体験するはずだったにも関わらず体験できなかったもの、それらを疑似体験することが可能となったのだ。

　この過程で、直ぐに暴力へ結びつく反応しかできなかったカリーナが、周囲の状況に関心を示し、話しかけられた内容を考える気持ちの余裕も生まれてきていた。（この期間、薬の減量により、脳波のα波は 10Hz に改善されていた）


　後日、マーシャに改めて「カリーナとの体験を通しての気づきは？」と問われた。

「恥ずかしながら、今までの自分たちの作業療法は形だけでした。集団的画一的で、少ない種目の作業に片寄っていました。重要なのは個別的で多様的なアプローチだと学びました」

「僕も患者を個別的に、好みや適性をもった生活者として見ていなかった」とピーター。

　カリーナへの取り組みは、そういったことに深く気づかされた過程と言えるかも知れない。さらに、ホスピタルの看護師、ソーシャルワーカーらを含む多様な職種だけでなく、患者に関係する院外の人たちにも視野を広げ、協力してもらうことの大切さに気づかされた。患者のこれまでの生活で不足している面の把握とその補充、将来の生活を視野に入れた作業療法の在り方、そして患者の個性と適性に合わせた多彩な作業種目と環境を工夫し、提供することの大切さも。

（こう言うと「あなたたち、気づくのが遅すぎるのよ！　バカね！」
というマーシャの叱咤の声が飛んで来そうだ）


　彼女の芸術に対する突き詰めた姿勢の延長で、スタッフは彼女の
織る機織りの糸のような存在だったのかもしれない。
　その姿勢が、療養環境に対する見方や、精神科患者に対する我々
の態度の中にいつの間にか浸透していったのだろう。
　マーシャはただの機織りのプロではなく、人を彼女の手の内にあ
る糸のように染めて操り、成長させるプロだったのかもしれない。
（そう言えば、彼女は草木染のプロでもあるのです）
　いや、そうだ。
　そう思って俺とピーターは、マーシャにその気持を報告しようと、
ホスピタルの隅にある機織り室を尋ねた。
　そこには、大きな機織り機とマーシャの匂いだけが残っていた
……。

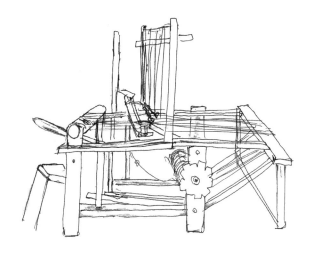

「それでなんで“西の魔女”か、だって？」とドットーレは彼女のことを懐かしむような表情を見せて、

「それは、彼女が私と共に西からの熱い風に乗って来たこともあるし、彼女が来てから変化したこと……ホスピタルの荒れた空き地に草花が咲き、壁に彼女の植えた蔦が伸び、花の絵が描かれ、食堂には観葉植物が置かれ、食堂のテーブルにはテーブルクロスが敷かれ……と彼女の案や、その手にかかって変化したことがたくさんあるからなんだ」

カリーナに関するエピソードは、そのひとつに過ぎない。

それに、彼女のように人を育てるのがうまいのは、言い方を変えれば、だましの術＝マジックの応用なんだ。彼女自身、自分のことを“だましのマーシャ”と言っていたのを聞いたことがある。だから魔女なのだよ」とドットーレは言った。


そう言えば、このホスピタルの階段踊り場にある大きな壁絵の中には、箒にまたがってウインクしている魔女が飛んでいる。ホールの吹き抜け空間には、ひとつの箒に３人掛けをしようとしている魔女人形がいて、うちひとりが落っこちそうになって必死にしがみついている姿が、飛遊する鳥たちや飛行機のモビールと一緒に眺められる。

それから連想するに、魔女にも厳しい飛ぶ訓練がいるのですね。

その魔女の弟子である俺とピーターにも少しは魔法を使える力が伝わっていたらいいのだけれど……。

　オットーの語りを聴いて、パスカルは厳しくも気持ちの豊かなマーシャにとても興味が湧いた。

「魔法が使えるから怖いですよぉ～。僕は見えない箒でたくさんお尻を叩かれたからね」とピーターは懐かしそうに話した。

「そのお陰で俺は作業療法を振り返るきっかけができたし、ピーターは立ち振る舞いも含め、成長させてもらえたんだ」オットーもどこか神妙な様子になっていた。

「えらい魔女だったんですね。けど、こんな厳しい魔女がいるホスピタルになぜピーターは就職をしたのですか？」

　とパスカルは尋ねた。

「僕はオットーとの出会いが一番大きいかな」

「へぇー。おふたりの出会いかぁ。どんな出会いだったんですか？」


「あれは、たしか……」

# ピーター、オットーと出会う

「あー疲れた。作業療法ってよくわからないな……。よし、今日は何処かに寄ってから帰ろう」

　帰宅までには2本の分かれ道がある。この日のピーターは気分転換も兼ねて普段とは違った帰宅路を選んだ。

「へぇ～。こんな店もあったんだなぁ」

　色んな店を眺めながら歩いていると、すぐ先から生演奏が聞こえてきた。気がつくと扉を開けていた。

「いらっしゃいませ、何名様ですか？」

「ひとりです……」

「カウンターへどうぞ」

　周囲を見渡すと、小さなカウンターにテーブルがいくつかあるミニBarで、ギターとピアノのデュオが演奏していた。

「オレンジジュースください」

「俺と一緒ですね」

　隣に座っているグラスを持った男性から声をかけられた。

　30代半ばの、キリっとした顔立ち。どこかミステリアスな雰囲気が漂っていた。ただ、グラスの中身がオレンジジュースであることに親近感が湧いた。

「あまりアルコールに強くなくてね」

「僕もです。はじめまして、僕はピーターと言います」

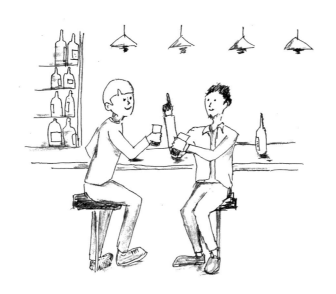

「俺はオットー。よろしく」

「失礼ですが、何をしている方ですか？」

「俺は精神科病院で作業療法士をしているんだ」

「えっ。実は僕も作業療法士なんです。1年目のど新人です」

「俺は作業療法士になってもう15年くらい経つけど、恥ずかしながらうちのドクターからいろいろ指導を受けているんだ。修行中ってとこかな。しかしいいねぇ、新人か……。今日はJAZZを聞きに？」

「ここの店初めてなんです。たまたま前の道を通りかかったら音楽が流れていたので、入ってみました。今日は演奏を聞きに来たのですか？」

「それもあるけど、プロの演奏家に声をかけようと思ってね。実は、うちのホスピタルでは月1～2回コンサートをしているんだ」

「病院で？　なぜコンサートをしているのですか？」

「ピーターの精神科に対するイメージはどう？　素直に答えてみて」

「う〜ん。暗くて、怖くて、一度入院したら一生出られないような感じ……」

「そんな印象が一般的かもしれないね。だから精神科病院の中に一般の人たちを招いてコンサートをしているんだよ。当然そこには、入院患者、外来患者、スタッフも参加して、その空間を共に過ごすんだ。

　誰にでも偏見はあると思うんだ。でも世の中の精神科病院に対しての強い偏見がある限り、精神疾患に罹ったとしても誰も精神科を受診しようという気にならないんだ。それが"精神科に入院してしまうと最後"という印象につながっているのかもね。

　それと、患者自身にも偏見があるから、積極的に地域でコミュニケーションを取る機会が少なくなってしまうのも事実なんだ。

　だから、精神科病院の中でコンサートを開催するんだよ。一般の人と患者が場を共にすること、病院の中を公開することで、マイナスイメージの払拭と患者自身の社会参加の一助となり得るんだよ。ちなみにうちでは図5ような印象の変化が見られたんだ」

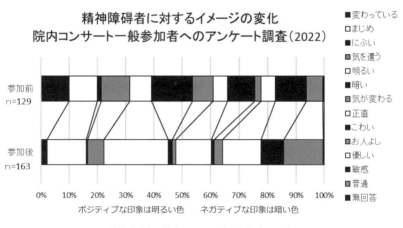

図5　精神障碍者に対するイメージの変化（2022）

「たしかに。イメージって大事ですよね。病院の中でのコンサートが社会参加になるとは考えたことがなかっです。演奏家はどんな人たちが多いのですか？」

「地域の小中学生、高校生の演奏もあるけど、基本的にはプロの方が多いね」

「プロの演奏家を呼ぶ意味なんてあるのですか？」

「プロの演奏家は、観客に披露するために日々どれだけの練習をしているか。いい音を聞かせよう、楽しんでもらおうと全力で工夫しているし、それらが一方的にならないようにコミュニケーションをはかっている。つまり、コミュニケーションのプロでもあると思わない？」

「たしかに、ある意味、表現することのプロですね」

「一方的に表現するわけではないんだよ。目の前でインパクトがある演奏を聴いて、感動したり様々な感情が観客から返ってくると、それに応えるように演奏も益々よくなるという、ライブならではのコミュニケーションが生まれる」

「うんうん。アンコールもそうですね。そういうことだと素人の演奏では表現しきれないかもしれませんね」

「しかも、その感情を留めておくのはもったいないと思わない？だからうちのコンサートでは、最後に会場からの質問時間を設けて、交流をはかるようにしているんだ。

　その感想を述べたり聞いたりすることも、ひとつのリハビリ、つまり社会との交流のひとつとしてとらえている」

「そうですね。感想を述べたり、普段の病棟にはない周囲の状況を感じたりとか、社会的なコミュニケーションのリハビリのひとつに

なるのかも！」

「それだけではなくてね、ピーターがコンサートに参加するとした
ら、何分前から会場に行ってどんな服装で行く？」

「う〜ん。10分前には行くかな。少しオシャレな服を着てね」

「そうだよね。それはうちでも同じで、コンサート開始までにオシャ
レな服を着たり、時間を管理したりと、実際に起こりうる生活を体
験してもらえるんだ」

「うんうん。他には？」

「患者たちと毎回ステージの背景を考えて作っているんだよ。患者
の中には一般の人や演奏者との交流を直接的・自発的にできない人
もいる。そういった患者には、スタッフと作業療法の時間にステー
ジ背景を作成して、コンサート当日には、演奏者と観客らに披露で
きるようにしているんだ」

「そのステージ背景を見た人たちの反応は？」

「すごくいい感想が多いよ。言葉で直接言ってくれる人もいれば、
アンケートに書いてくれる人もいる」

「へー、直接会場に参加された患者はダイレクトに聞くことができ
るんですね」

「参加できなくても『こんな感想だったよ』
と患者に伝えることで、観客とも間接的なコ
ミュニケーションになる。そしてそれらが、
肯定的なフィードバックになるよね。

　しかもそういうフィードバックがあると
『次は実際にコンサートに参加してみようか
な』って前向きになるし、社会参加にもつな

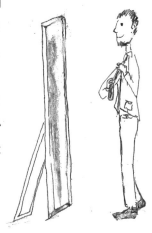

がっていく可能性を感じられるよね。

　実際に退院してからも、今までは利用できなかった交通機関を利用して、参加してくれる方もたくさんいるんだよ」

「そうかぁ。そこまで考えて病院内でコンサートをしているんですね……」

「まぁ、こういった方針で、コンサートを一般公開しているのはうちのドクター・ドットーレから学んだことなんだけどね（笑）。

　ドットーレ曰く、『精神科のスタッフの質はもちろん大切だけど、作業療法の質が高ければ患者の社会参加の質も高くなる』ってさ。そう言われるとプレッシャーを感じるけど嬉しいよね」

「僕も作業療法士として嬉しくなりました。オットー、病院を見学させてもらえませんか？」

　二人は残りのオレンジジュースを一気に飲みほした。

　　　　　　　　　　''''''''''''''''''''''''''''''''''''''''''''''''''''''''

「ということで、僕はオットーのところの作業療法を見学させてもらったんです」

　懐かしそうに語っているピーターにパスカルが尋ねた。

「見学してみて実際はどうでしたか？」

「今まで以上に精神科作業療法が大好きになったよ」

　パスカルはピーターの活き活きと話す姿を見て、

「もっと精神科作業療法を知りたくなったなぁ」

「それなら僕に任せて」

　そう言ってピーターは目を輝かせ、見学したことを自慢げに語り始めた。

## ピーター「杜のホスピタルの作業療法」を見学する

　作業療法場面を見ていたピーター。

　20人程の集団の中で精神科作業療法をしている。ここの場には、患者以外に看護師とドットーレの姿があった。オットーは患者とよく会話をしていたが、時折ドットーレに呼ばれ、熱心に討論をしていた。今思えば、ドットーレから指導を受けていたのだと思う。

　オットーは、それぞれの患者から生活のスケジュールや課題、挑戦したいことなどを聴取していた。患者自身が目的を持って作業療法に参加しているように見えたのは、目標をしっかりと共有していたからだ。だから、集団の中にいる患者それぞれが、運動、革細工、木工など別々の作業に取り組んでいけたのだろう。


### ◆明日につながるコミュニケーション

　その中でも、オットーが会話の仲介役となり、活気あるコミュニケーションが展開されていた。すべてが驚きの連続であったが、作業療法終了間際のこと……。

　ある患者には「今日は運動をやってみてどうでしたか？　できればまた明日もしましょうね」

　別の患者にも「今日の革細工の進み具合、とてもスムースで集中していましたね。もしよかったら、自信を持てず不安がっていた調理について、明日考えてみませんか？」

　そして、別の患者にも「生活の中で、しようと思っていること、

希望することがあれば教えてください。また明日、待っています」

　と、それぞれに必ず振り返りを行い、明日へ続く話題で終了していたのだ。疑問に思ったピーターはオットーに尋ねた。

「どうしてみんなと明日の話をするのですか？」

「患者は良くも悪くも症状に左右されるところがあるんだ。それは不安や幻聴、不眠などの症状にとらわれている状態。だから気分も冴えなかったり、被害的に捉えたり、何かに取り組むことがわずらわしくなるのもわからなくもない。それに対して作業療法はどう？」

「う～ん。何かに集中できるとするなら、その間は症状から少し離れることができるんじゃないでしょうか」

「それもあるよね。じゃぁ声かけに着目すると、どうだろう？　例えばピーターの明日の予定が空いているとする。ピーターがギターを少しできるとして……。

　明日は、『俺と一緒にギターを練習しない？』と誘われると、どう？」

「少し明日が楽しみになりますね。それと、今日帰ってからギターの練習をして明日の準備をするでしょうね」

「そうだよね。こういった関心のあることであれば、取り組もうとする気持ちにも成り得るし、声かけひとつで、今のように明日することが具体的になる」

「今のやりとりを応用して、患者にも同じことが言えますね」

「そうだね。患者がスタッフと選んだ具体的な活動に取り組む過程は、症状にとらわれるのではなくて、普段、俺たちがしているような活動に参加していると言えるよね。

　症状を取り除くことも、もちろん大事だが、『症状はどうですか？』『体調はどうですか？』『今日は眠れそうですか？』という声かけも

時には必要だけど、それが過ぎると症状へのこだわりが強くなる恐れがある。それよりも、明日について一緒に考えることで『今日は早く休もうか』とか、さっきのピーターのように、ギターの準備をしたりといった行動につながる可能性もある。健康的だと思わない？　だから明日に続く声かけを大切にしている。それは精神疾患に限らず作業療法をしていく上で重要なことだと俺は思うんだ」

「そうですか。僕はいつも『体調どうですか？』『昨日眠れましたか？』といった症状に対する質問だけをしていましたね」

「症状の経過を聞くことは、もちろん大事なことだし、傾聴や理解して返すことで共感を生むよね。『体調どうですか？』という声かけは、医師や看護師が主に聞いていることだから、作業療法士が特にかける言葉とは思わない、というのが本音なんだ」

「だからオットーは作業療法の場面で、病気や症状に触れない声かけをしているんだね。それと、ここの作業療法には患者の希望や意思が反映されて、健康的な生活リズムも形成されて効果的だと思いました」

### ◆黒衣のような作業療法士になりたい

「オットー、あとひとつ教えてもらえますか。作業療法の魅力は？」

「魅力？　……患者が回復していく過程で協働できるところかな。

　作業療法の定義は次のようになっているんだ。

『人々の健康と幸福を促進するために、医療、保健、福祉、教育、職業などの領域で行われる、作業に焦点を当てた治療、指導、援助である。作業とは、対象となる人々にとって目的や価値を持つ生活行為を指す』（一般社団法人　日本作業療法士協会）

　この目的や価値ってところにも魅力を感じるね。例えば、食事や料理という生活行為は、主婦という役割がある人と、単身者のピーターでは大きく内容が違ってくる。主婦であったら子ども3人のために作るとか、ピーターだったら外食やコンビニですませるとか、同じ生活行為でも内容がガラッと変わるところが面白い」

「目的や価値を持つ生活行為……ん〜っ、これを理解して実践するって難しそうですね」

「俺は『作業療法士＝黒衣（くろご）』と思っているんだよ」

「黒衣？」

「ピーターは人形浄瑠璃を知っている？」

「知っていますよ。確か徳島県（阿波）の伝統文化ですよね」

「よく知っているね。作業療法では、対象者が健康・幸福に暮らしていくために、作業（目的を持った生活行為の連続）の後押しをそっとし、患者自身が自分の力を感じ、回復したと実感してもらうことが大切だと思っているんだ。それを黒衣に例えているんだけど。

　黒衣は人形が良いパフォーマンスをするために人形の構造を理解している。あたかも人形だけが舞っているような錯覚を抱くくらいにね。

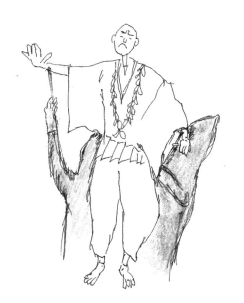

作業療法士の役割も同様で、主体は患者であり、その患者を理解し、目標に向かって共に歩んだり、時には一歩先を示すことで、患者自身が輝ける＝社会で役割を持ち主体的に行動できるようにする。作業療法士はそっと後押しできるように腕を磨くことが必要だと思っているんだ」とオットーは続けた。

「同感です。僕も最近作業療法ってすごいなと思った出来事があるんです。

　それはですね……。『箸を使えるようになりたい』という統合失調症で運動麻痺（片麻痺）の既往がある患者がいました。その人は、ちぎり絵を作品展に出すことが生きがいだったんです。自宅を訪問したときに、作品が飾られていました。はじめの作業療法では、器に入った数十個の豆を、箸でつまみ移動するリハビリを提供したのですが、その人はやる気が出ないというか、独語もあったせいで、箸の訓練も進まないことが多くあったのです。いろいろ考えて、ちぎり絵を使ったリハビリに変更してみました。

（注：ちぎり絵には様々な動作がある。紙を指でちぎること、細かな部分はピンセットを使うこと、糊やその他の道具を使うことなど指先を使う動作が含まれる。また、色の配置の判断や集中して注意を払いながら工夫をしていく精神機能も要する）

　それで、この患者の生きがいであった『ちぎり絵を作品展に出していた』という経歴に基づいて、『箸を使えるようになりたい』という目標を達成することに変更したんです。

　そうしたら、リハビリに来る頻度も増えたし表情も明るくなりました。色々提案もしてくれるようになったんです。そしてある日『昨日の晩飯、時間はかかったけど箸で食べることが出来た』と満面の

笑みで報告がありましてね。このときに作業療法の力ってすごいなって思いましたね」

「それは良かったね。何が成功の鍵か考えてみるのは大切だよ」

「そうですね。人形浄瑠璃にギターに……。なんだか、これまでの精神科病院の作業療法のイメージと全然違う話題が出てきてびっくりします」

「人形浄瑠璃の黒衣は一体の人形に三人関わっている。絶妙なタイミングで手や腕、足や顔を別々の黒衣が担当しているんだ。そういう意味でも、多職種との連携（コミュニケーション）は重要になる」

「もっともっと、ここの病院について知りたくなりました。ここで作業療法も学びたいです」

「来ればいいよ。ドットーレに言っておいてあげるよ。その代わり、もう少ししたら OT 室の新しい顧問が来るみたいでね。噂では相当厳しい人だと聞いてるんだ。ドクターがドットーレに代わるだけでも大変なのに、もうひとり来るとなると……」

「僕、決めました。ここに就職させてください」

「おいおい……」


　そして、間もなくピーターは入職した。

　その同時期に、噂の顧問（魔女）がやってきて厳しい躾が始まったのでした。

# 改善の余地
## ～患者・職種間・職種内・精神科病院外との コミュニケーション～

　ピーターもホスピタルに慣れてきた頃の昼休み、看護師からもらったお菓子を頬張りながら、

「聞きたいことがあるんです」とオットーに尋ねた。

「えー、なに？」と面倒くさそうにしながらもパソコンの手を止めた。

「この間、別の施設の作業療法士たちと、それぞれの職場の話をする機会がありました。そこで多く扱われた内容が、『他の職種の人たちに話しかけにくい』『カンファレンスに呼ばれていない』といった話だったんですけど」

「わりと、そういう悩み多いんじゃない？」

「多いんですかね？　他の職種のスタッフに作業療法プログラムについての相談をしても、冷たい態度で返されることがあるそうですよ」

「それでピーターはどう思ったの？」

「それがですね。うちのホスピタルでは他の職種のスタッフたちとの関係性で、やりにくいと感じたことがなかったので……。僕には理解できないというのが感想です」

「医療の現場では、専門性が違う職種がたくさんいるよね。その人たちのやることを、お互いに理解しようとしていないから、やりに

くいと感じるのかもしれないね。ただ、ピーターたちがそう感じない理由は普段からの多職種間のコミュニケーションが充実しているからじゃないかな？」

「えっ。例えば……週に２回のカンファレンスで、必ず全職種が発言する機会があったり、治療の方向性をみんなで検討して共有したり？」

「そうそう。医師、看護師、ソーシャルワーカー、薬剤師、公認心理師、管理栄養士、事務、ケアワーカー、作業療法士、司書など、うちにいる職員みんな参加しているよね」

「一人の患者の可能性について、十数名の多職種が集まって検討することは珍しいことなんですか？」

「ここまで大勢は稀だと思うけどな……」

「そうなんですかねぇ。それに患者のことについて、他の職種ときちんとしたコミュニケーションをとらないと、結局、患者の不利益になるじゃないですか」

「ピーター、今日は多職種協働・チームアプローチについて振り返ってみよう。カンファレンスまでに多職種と情報交換した内容を思い出してごらん？」

　とオットーに言われ、ピーターは先週の出来事を目を閉じて思い返してみた。

## ◆毎日行われている病棟のミーティングにて

「患者のＳさん、グループホーム（GH）に行くことが決まったんですけど、自宅の仏壇を気にしたり、買物ができないって訴えています」

と看護師の相談から始まった。

「そうですね。Ｓさんは仏壇に手を合わせることが非常に大事みたいですね。OTの場面でもおっしゃっていました。小さな仏壇だったらGHに持っていけないかな？　それと、買物に関しては、認知機能もしっかりしているし、計算問題や売店での買物技能もあるので大丈夫かと思います。GH周辺の土地勘がないのと、GHのスケジュールの見当がつかないことで不安を感じているのかと。また後でＳさんに聞いておきます」

「それと、入院前に自宅ではどういった生活をしていたのか。服薬管理にも課題がありそうなので入院中にＳさんの自宅へ訪問して様子を見てみたいですね」

「僕も一緒に訪問させてください。セルフケアや自宅周辺での買物技能を確認したくて」

「医師とＳさんにも情報は伝えておきます」

　── これは杜のホスピタルで日々行われている情報共有の一部である。


ピーターは目を開けると、

「患者情報について、職種間で理解し合いながら情報共有が出来ているし、カンファレンスシートをうまく活用できている。それから、病棟の毎日あるミーティングでも多職種が集まって、お互いに話す

場も設定されている。作業療法の時間にも看護師がいてくれるから
常にリアルタイムでお互いに情報の交換が行えているなぁ。

　そう言えば……。退院前訪問指導のチーム編成もうちでは看護師、
PSW が中心だけど、必要に応じて再編成できる仕組みになってい
るなぁ」

「多職種が、それぞれの強みを理解しているからチームを組めるん
だろうね」

「『周りの環境を見てくる』だったり、『訪問先で料理を作ってみる』
など、目的を持って訪問するために、全職種で退院前訪問指導チェッ
クシートを作成しましたよね。こういったことも多角的アプローチ
の一つになるんじゃないのかなあ」とピーター。

「うん。自宅に訪問するということは、患者の生活面での課題も見
つかったりするから、入院治療にも反映できるね」

「患者の退院後のイメージができるって、大事なことですよね」

「多職種が集まって顔を合わせる機会はこれら以外にもまだあ
る？」とオットー。


#### ◆『若手の会』

「う〜ん。僕が参加している Under40 & New-comers っていう
40 歳以下の職員と入職 3 年未満の職員が集まるミーティングもあ
ります。通称『若手の会』なんだけど、なんとドットーレも参加し
ていますね。そこでは、日々の仕事での疑問について意見交換する
場になっています」

「それもそうだね。他に……週 1 回の院内勉強会や月 1、2 回のコ
ンサートの企画・運営もそうだね。それと、夕方の病棟の申し送り

が終わった後の"気づきの会"もそうだ。そして、必ず1日1回以上は各管理職が集まって交流しているね」

「そういった環境が整っていることも、職員間のコミュニケーションの促進につながって、チームアプローチを容易にするポイントなのかもしれませんね。そうかぁ。今まで僕たちにとって当たり前だと思っていたことが、他の病院では必ずしも当たり前じゃないということに気づきました」

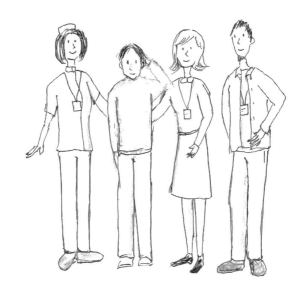

　ピーターはすっきりした表情で残りのお菓子を食べていると「トントン」とノックが聞こえた。

「何を楽しそうに話しているんだね」と白衣を脱いだドットーレがやってきた。

「うちのホスピタルは職種間のコミュニケーションができている方だなって話をしてたんですが、どう思われますか？」と、ピーターはドットーレにも意見を求めた。

### ◆専門職のオーケストラ

「うん、精神科病院ではいろんな専門職のスタッフが働いている。オーケストラみたいなものだね」

「オーケストラですか？　どういうことでしょうか……？」

「そうか、オーケストラでいい演奏をするためには、どうあるべきか？　どうしたらいいか？　ということですね。まず、自分の受け持つ楽器、パートをきちんとこなせる技術を持つことです」とオットーは見解を述べた。

「そう、そのための修練も当然だが、その上で何が必要だと思う？」

「えーっと……」

「いくら技術を持っていても、そのパートの自己主張が強すぎても弱すぎても、全体のバランスを壊すので、いい演奏にはならない。楽譜はもちろんのこと、指揮者のタクトを見てその意図を理解して、また他の演奏家の演奏を聴きながら全体のハーモニーを保つように演奏をすすめていく……。そうでないと、いいコンサートにならない。そういう意味では、医師の役割は指揮者に当たるわけですね」

「そういうことになるね。それで、ここでの新患紹介をはじめとしてカンファレンスは、臨床にたずさわる全職種が参加して、患者の治療に関して楽譜にあたる病気の経過・症状を共有して、それに対して各職種で何ができるかを検討する場と言っていい。

　そもそも精神科に入院している患者はいろんな症状があってコ

ミュニケーションが成り立たなくなるケースが多い。それが精神疾患の特徴でもある。その治療にあたるスタッフ間でコミュニケーションが十分に取れていないと、それこそ治療にならない。オーケストラで言えばいい演奏にならない」とドットーレ。

「そう言えば、病院と地域とのコミュニケーションもまだ十分とは言えませんね」と、ピーターは頷いた。

## ◆エントロピーを減少させる 7Cs

「だから患者の社会復帰もスムースにいかないこともある。

　いくらいい演奏ができても観客がいないとコンサートにならないね。それと、もう基本的にできているようだけど、整理の意味で頭に入れておいてほしい大事なものがあるんだ。

　何かというと、"エントロピー増大の法則"という物理学的法則があるんだ。そう言うと難しく聞こえるが、やさしく表現すると、『物事は放っておくと乱雑・無秩序な方向に向かい（エントロピーが増大する）、自発的に元に戻ることはない。外からエネルギーを加えてはじめて秩序は回復する（エントロピーが減少する）という法則なんだ」

「全然やさしくないですよ。ちんぷんかんぷんです」

「例えば、ピーターの部屋を掃除もしないで放っておくとどうなる？ほこりが積もっていつの間にか乱雑になる——これはエントロピーが増大していく過程。ピーターが掃除したり整理整頓するというエネルギーを加えると部屋がきれいになる——これをエントロピーが減少したという。お湯をそのままにしておくと冷めるのもエントロピーの増大。ガスや電気でエネルギーを加えて温度が上昇するのは

エントロピーの減少……」

　と、ここでオットーが話を引き継いで、

「それを社会学的に応用したのが、"破れ窓の理論"なんですね」

「なんですか、それ？」

「ニューヨークで重大犯罪が多発していたことへの対策なんだ。街の破れた窓を放置しておくと、それがどんどん増えて街が荒れて、他の犯罪も増える。それに対して、小さな犯罪も見逃さないように取り締まったら、街の秩序もよくなって重大犯罪が減ったという報告がある」

「わかりました。一見些細にみえる身近なことでも、おろそかにしていると後で重大なことに発展する恐れがある。だからこのホスピタルでも、エントロピーを減少させるように 7Cs（セブンシーズ）をスタッフのモットーにしてるんですね」

「そうだよ。その 7 つの C についてピーター言ってごらん」

「Communication、Collaboration、Critical thinking、Challenge、Change、Creativity、Culture です」椅子から立ち上がり一つ一つ指で数えながら胸を張って話した。

「意味も必要だよ」とドットーレに言われるとピーターは急に周囲をウロウロし始め、オットーの方へ身体を向けた。

「じゃぁ俺が答えます。スタッフの個人レベルでできることは意識して行動していき、チームレベルではそれらを後押しする環境作りが求められます。漫然と仕事をせず、杜のホスピタルが発展し続けていくために作られたフレームのことです。

　簡単に説明すると色んな職種間で Communication（交流）があることで Collaboration（協働）が生まれます。協働していく過

程で Critical thinking（批判的思考）が重要となります。批判的思考があることで疑問をもつことや意見を言い合えて物事を発展的に考えることができます。それが整うと Challenge（挑戦）することができ、挑戦することで Change（変化）が出てきます。変化を楽しむことができると Creativity（創造性）が養われるようになり、繰り返し行うことで Culture（文化）を築いていきます。医療現場でこの 7Cs が十分に行われる土壌をチームで作ることで、患者理解もすすみ、良質な医療を提供でき、最高の組織に成長すると考え作成されました」そう言ってオットーはコーヒーを一気飲みすると、ピーターとドットーレは手を叩いた。

「僕も今のことを説明しようとしてました」

「ほな、先言えよ」とオットーは口を大きく開けピーターを指さした。

「えへへ。でも色んな職種が集まって意見を言い合える機会や場はすごく大事ですね」

「そうだね。心の問題についての取り組みにはきりがない。そうだ、君たちにひとつなぞなぞを出そう。

"What is the largest room in the world? "

（世界一大きな Room は何でしょう？）」

「そのクイズ、以前の勉強会で出ましたよ。

　Room for improvement ！（改善の余地）」

（注：7Cs のうち 4C は、アメリカのビジネス・教育界のリーダーらで組織された "Partnership for 21st Century Skills" という NPO 団体により 2002 年、『21 世紀に必要とされる 4 つの Skill』として、『Critical thinking, Creativity, Collaboration, Communication』があげられている）

# リトスグループ (Return To Society)
## 〜オットー、パスカルに講義する〜

「他にも多職種が関わる治療って何かあるのですか？」

「あぁ。リハビリテーションの取り組み、リトスグループについて話をしましょう。このグループの紹介の前に、精神科リハビリテーションについて少し解説しようか」

　そうしてオットーはホワイトボードの前に立った。


◆リハビリテーションの語源

「精神科の治療は『薬物療法とリハビリテーション（心理社会的療法）』に大きく分けられていてね。薬物療法と同じくリハビリテーションも大切になってくるんだ」

「どういった効果があるんですか？」

「リハビリテーションや家族教育と薬物療法の併用で、統合失調症の再発を防止する効果が、グンと上がることが報告されているんだ」

「統合失調症は再発しやすいので、服薬が大事ということでしたね」

「初発の症状が軽快しても、服薬を中止した場合、1年以内に約80％の患者が再発することが知られている。再発を繰り返すと、次第に薬物療法の効果も乏しくなり、再発前のレベルにまで症状が改善しなくなる恐れもある。それが、生活や就労のために必要な社会的機能を低下させる原因ともなるので、症状に支配されないで生活

を送り、働いたりしながら、自分らしい生きがいのある日常を送るためには、服薬の継続とリハビリテーションが非常に大切になるんだ」

「Hogarty の有名な研究であるように（*P.98）、退院後、家族教育・リハビリテーションといった心理社会的療法と薬物療法を併用すれば、薬物療法のみの場合と比べて再発を大きく防ぐことが出来るんだ」

「ということは、薬物療法のみでは効果があまりないの？」

「そうではないんだけど、再発予防や社会参加には認知機能やコミュニケーション能力、情動面も深く関与していて、それらに対して薬物療法のみでは十分な改善が得られないこともわかっているんだよね（Kosik-Gonzalez.,et al.,New Research Report: APA, Tronto, 2006）」

「だから、リハビリテーションを併用することが大切なんだね。ところで、リハビリテーションってよく聞くよね……例えば、私のおばあちゃんだったら『リハビリに行ってきまーす』とか、スポーツ選手だったら『今、リハビリに励んでいます』とか」

「そうだね、スポーツ選手が靭帯や筋肉を痛めた場合には、負荷を徐々にかけて動かなくなった身体を動かしていくようなことが一般的なリハビリのイメージなんじゃないかな」

「そうそう、歩行訓練とかをイメージする！」

「たしかに元の状態に戻るというイメージで間違いではないけど、本来のリハビリテーションの意味＊を考えてみよう」

---

＊ Re-habilitation のように、Re を用いる単語には Replay や Recovery、Recycle など様々ある。Re は接頭辞（単語の頭につく）で、それぞれ訳すと再生（Replay）、回復（Recovery）、再利用（Recycle）などのように "再び" といった意味がある。

「この Re を除いた habilitation について少し触れておくね。語源はラテン語の habilitate（英語の ability）で“可能にする、適合させる”という意味があるんだよ。私たちの生活に置き換えると、“能力を獲得すること”。もともと持っていない技術や知識を獲得する。新しい自分、新しい生活を創造していくことが habilitation の本来の意味なんだ。

　この単語の habilis には“能力を持った、手先を器用に操る”という意味があって、20 万年前から 160 万年前まで存在していたといわれる Homo habilis（手先を器用に操れる人）という学名にも使われている。

　遡りすぎたけど、例えば、ヨーロッパ諸国で habilitation-thesis とは大学教授職の資格試験（論文）をさすんだ。

　そう考えると Rehabilitation には、病気やけがをしてもともとできていた生活に復帰するための過程の意『全人間的復権』と、もともとなかった技術を身につけて新しい生活を獲得する二つの意味があるということになる」

「全人間的復権？」とパスカルが問う。

「そう、いろいろな障壁があって一度だめだとされたものが、再び日の目を見ること。障害があったとしても社会の中で以前していた仕事や生活、新たなチャレンジができること！　できるように何らかの手段を用いること！」

「多様性ってことですか？」

「そんな意味もあるかな。社会はいろいろな人が共生する場所で、当然、障碍者も含まれる。その中で、いろいろ工夫しながら適合し、

主体的に参加していくことがリハビリテーションということになるんだよ」

「そう考えると、その人らしい生活をするためには、個人の主体性はもちろんだけど、社会に働きかけること、社会からの働きかけも重要ですね」

「そうそう。だから、リトスグループでは入院中から退院後どのような生活にしていきたいか、希望や目標を具体的にしていくことから始めるんだよ」

### ◆リトス（社会復帰・参加）グループの理念

「ところで、リトスグループって何ですか？」

「Return to society Group、直訳すると社会復帰（参加）グループというんだ。当ホスピタル独自のグループで、十数人の参加者と様々な専門職とで取り組んでいるプログラムになるんだ」

「へー、専門職ってどんな人がホスピタルに居るんですか？」

「看護師の他に精神保健福祉士、公認心理師、薬剤師、作業療法士、回復を経験している当事者とかかな」

「当事者も？」

「回復を経験した患者は自分自身の専門職（ピア サポーター）だよね。同じような経験をしている患者のこともよくわかるよね」

「そうですね、ところでリトスグループのリトスって何か特別な療法なのですか？」

「リトスと言うのは、ギリシャ語で宝石という意味があって、入院中に様々なスキルを磨いて輝こう！　というポジティブな意味もあるんだよ。

　様々な専門職、様々な取り組みを集めて集中的に治療を行うグループなんだ」

「一般的に治療やリハビリって個別にするイメージなんだけど、グループ（集団）で行うのですか？」

「もちろんマンツーマンで行うこともあるんだけど、このリトスグループに関してはグループで行うことを重視しているんだ」

「どうして？　個別の方がいいように思いますけど」

「私たちは、何らかの集団の中で育っていく社会的な生き物だよね。遊びも含めその中でたくさん経験・学習もしてきたはずなんだ」

「中学校や高校の時の部活動とかみたいに？」

「そうそう、学校という大きな集団。部活はその中でもさらに小さな集団になるよね。そこでは試合で良い成績を残すためとか、目標を共に達成していくような集団になるよね」

「なぜ、そういった集団がリトスグループでは重要なんですか？」

「自分と似た仲間がいること。自分だけではないという安心感を与えてくれるだけでなく、自分の存在や行為が認められたり、必要とされるよい体験の発表の場、追体験や学習の場になるんだ」

「なるほど」

「周りから助言や情報を得る中で、参加している自分以外のメンバーを比較の対象としたり、その人たちをモデルにして学習やコミュニケーションが促進されるんだ。特に、同じ境遇の仲間がいるとね」

「リトスグループにそういった側面があるのですか？」

「そう、リトスグループの参加者は希望や目標を叶えようとする『社会参加』が大きなテーマとなるため、病気の基礎知識を学んだり、

生活のしづらさを共有し、その対処法を学び実践することが出来る集団なんだよ」

### ◆リトスグループのプログラム

「どんな内容なのですか？」

「週に３回、グループワークとレザークラフトそしてカフェ運営・A型事業所の見学体験、ハローワークなどのガイダンスという内容で構成されたプログラムだよ」

　グループワークはSST (Social Skills Training)、SCIT (Social Cognition and Interaction Training)、WRAP（Wellness and Recovery Action Plan)、心理教育などを通して『私だけじゃないんだ！　同じような人もいるんだ！』といった普遍的な体験や気づきの場となる。自助グループ的な役割と、実生活の中でやりにくい場面（感情的になったり、理解できない場面や苦戦すること、幻聴が苦痛に感じるときなど）を挙げて参加者全員で、それについて案を出し合うといった見聞を広めるような教育的なリハビリになっている。

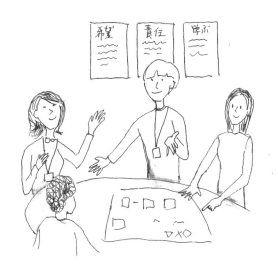

　レザークラフトはグループワークで個人個人が学び選んだ課題解決方法を実践的に披露する場にもなる。刻印や木槌などの道具の貸し借りや工程を当事者同士が交流を持ちながら仕上げていく中で、課題解決方法を実践していくんだ。ストレス対処の実践では、休憩することを表明し、上手に休む時間を挟んで再度取り組んだり、認知機能の訓練としても取り入れている。

「なぜレザークラフトなのですか？」

「一つは作品の見た目が立派ということ。高度な技術を要するように思われるが作品によっては単純なものもある。幼稚さもなく、仕上がったときに『かっこいい！』『素敵！』と思える作品になるしね」

「たしかに訓練であっても、仕上がった作品の見栄えが良くなかったら残念ですものね」

「一つは何かのために作るということ。自分自身が使うキーケースでも家族や友人またはセラピストへのプレゼントを作るため！とか、集中力や対人関係を養うため！　など目的を明確にすることが重要なんだ」

「目的がしっかりしないと、やらされているって感じになりますよね」

「動機や意思がないと直ぐに飽きてしまったり、責任も生まれないよね」

「レザークラフトっていってもたくさん意味があるのですね」

「まだまだあるんだ。参加者によって進み具合がまちまちのため、レザーをカットしている人、刻印を木槌で打ち込んでいる人など様々だよ。それに没頭することで、音や周囲の状況に対して、自分自身の心身をその場に合わせて置くことを学習できる」

「訓練ってわかってやっているのですか？」

「それが一番大事なのかもしれないね。だから、一緒に決めた目標

を再確認しながら今日はどうだったか？　どうした方が良かったのか？　具体的にフィードバックができるようにしているんだよ」

「カフェ運営は、退院してからカフェの店員になるためとか？」

「カフェに就職するわけではないよ。運営するためには多くの役割を担う人が必要になるよね」

「ウエイトレスとかキッチンとか……食器洗いとか？」

「うん。朝はケーキを作り、店内を整え、OPEN 前にはフロアー係、キッチン係、リーダーなどの役割をミーティングによって決定するんだよ」

「病院の中でお客さんが来るのですか？」

「開店すると入院患者やスタッフがお客役として来店し、忙しく慌しくなる。時々ドットーレが客と一緒に来て、カフェの感想を聞いたりしている光景も見られる」

「終了前にはリーダーを中心に、今日あったことの振り返りを行い次回の課題とする。このように教育的実践的な要素を含んだプログラムになっているんだ」

「このグループに参加した人たちの経過はどんな具合？」

「退院してからの１年未満の経過を追うと、再入院になった患者は 15％となっている。ちなみに、日本の精神科病院の再入院率は、2017 年のデータでは 37％の患者が１年未満に再入院しているね」

### ◆リトスグループで重要な６つの要素

「このような効果が見られたのはなぜでしょうか？」

「勿論メンバー皆がこのようにスムースに進むわけではなく、重要な要素がある」

「その重要な要素とはなんですか？」

「①自己決定ができること、②同じ境遇の仲間が居ること、

　③フィードバックがあること、④健康的な体験が出来ること、

　⑤自身の生活に根ざした目的があること、

　⑥スタッフとの信頼関係が築けていること、の６つかな」

「信頼関係も？」

「メンバーが警戒心を感じるスタッフがいたとすると、『（このスタッフには）希望を言っても無駄だし……フィードバックされても上の空……』といった思考や態度になっても仕方がないね」

「ちなみにリトスＧ経由群のメンバーらはスタッフと信頼関係が築けていたのですか？」

「42名のメンバーにアンケートを取って、このような結果になったんだ（図6）」

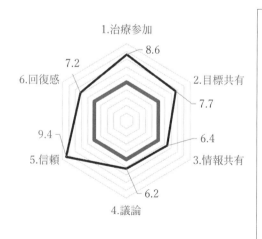

　内容は、

1. スタッフと対等に
　　治療の決定に参加している
2. 目標の共有
3. 情報の共有
4. 治療に対して議論している
5. 信頼している
6. 訓練して回復感がある

として０〜10点（11段階）で
アンケートに協力してもらった
結果を示している。

図6　リトスＧ参加者の作業療法士との信頼関係

「中央値を5点とすると、全ての項目で平均以上です」

「これは、主体的にリハビリテーションに参加しているという結果でもあると思うんだ」

「さっき、退院後1年未満の再入院率が15%だったけど、入院してない人たちはどんな生活をしているのかな？」

「復職を果たした人や家庭での役割をこなしながらコミュニティの場に参加したりと忙しく過ごしている方が多い。調子が悪いと感じたら、早い段階での相談や入院を検討する場合もあるかな」

「へー、退院後1年以内に入院せずにいた人たちは、社会での役割をきちんと持てているんですね」

「そうだね、社会参加にとても重要なのは帰属感といってもいいのかな……再入院しない人たちは、大小あるけどどこかに所属しているし、その所属している団体や集団の話をよくしてくれるんだよ」

「そうか……考えると僕も必ずどこかの集団に所属していますし、そんな場がなかったら、孤立感を覚え鬱々とした生活になることも容易に想像できますね」

「集団でリトスグループを積極的に実施している理由を少し理解してくれたかな」とドットーレ。

「先生が言っていた、感覚遮断実験を思い出しました」

「そうだね、ひとりで話して返事がない環境だったら、外界（ここでは他者）からのフィードバックがない、一種の感覚遮断状態になっているのかもしれないね。

　そうだ。せっかくだから今日の午後はリトスグループのカフェの日だから行ってみたらいいよ」

「僕もいいんですか」

　と言うとオットーが、

「ぜひぜひ。外部から来たお客やご家族も立ち寄りますよ」

　そうしてパスカルたちは休憩がてら、カフェに訪れた。

「ホットコーヒーとデザートプレート1つお願いします」

「かしこまりました。少々お待ちください」

　パスカルがCafé Carpe Diem（今を生きる）と書かれた店員の名札を見ると、スーザンと書いてあった。

「あの方は入院中の方ですか？」

「もう退院されていますよ。今日はオフの日なので、久しぶりに手伝いに来てくれているんです」

「へぇー。退院されているんですね。あの方にはどんな入院治療が行われたのですか？」


　今から3年前……

## The engine stopped and then started again.
## 頭の中の世界

「ねぇ聞いて〜この薬を飲むと私の能力が奪われるの……」

　オットーとピーター（作業療法士）の肩をトントンと叩き訴えたのは、入院中のスーザンだった。

「能力が奪われる？　そうなんですね。（統合失調症にとって薬物療法は大切なのだが……）その奪われた能力というのは、どのような能力なんですか？」

「いろいろなことが浮かんでこないの……頭が回転しないし……」

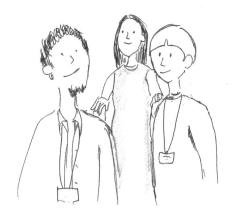

## 入院前のスーザンの様子

　父親との二人暮らしで彼女の生活範囲は自宅でいることがほとんどであり、父親も早くから彼女の異変には気づいていたようだった。しかし、精神科受診の説得に応じない状況であった。

　彼女には、「マイケル・ジャクソンと結婚する。私は世界的に有名な研究者だ！」という訂正不能な妄想があった。

　それと同時に「誰かが私を見張っている」とスパイの存在に怯え、関係妄想のほか……他人の敷地へ侵入する、大量の服を捨てる、裸足で逃げ回るといった不可解な行動をとっていた。

　ある日、母の遺影、フルートを袋の中に入れ自転車で出かけた。そして袋の中身を道端に置き去りにし、誰かから逃げ回っていた。彼女の服装は乱れ、何日も入浴をしていないため、異臭を漂わせていた。周囲の人からはどうみてもまともではない様子であっため通行人から警察に通報され入院に至った。

「薬は飲みたくないわ。だって私、どこも悪くないもの」

（どこも悪くない、か。こういう場合どうしたらいいだろう）

　ピーターはスーザンの作業療法の進め方についてオットーに相談した。

「統合失調症患者に多いと言われる、病識を欠く状態だよね。どんな病気でも、それを受け入れることで治療に専念できる。治療のためにも薬は飲んでもらいたいし、治療後の再発予防のためにも病

識って大切なんだけど……。本人が思えないのにあなたは病気なんだと言っても効果的じゃない」

「自分自身に起きている病的変化に気付いてもらうとかはどうでしょうか？」

「怪我や骨折だったら痛みを感じ、自ら受診しギプス固定などの処置が施される。糖尿病であれば空腹時血糖などの血液データからも認識しやすいよね。一方、統合失調症の場合は一見、身体的にはどこも悪くない。表情や行動には現れるけど」

「ずっとスパイから見張られているとかは……、本人にとってはリアルなんですね。ん〜、難しい」

　頭を抱えているピーターを眺めていたオットーはべつの提起をした。

「もうひとつ、有名人との結婚や有名な研究者という誤った思考についてはどう思う？」

「僕だったら有名人と結婚できるのなら素直にうれしいかな、なんて。自分を特別に思うかもしれないし、世界的に有名な研究者であるということにも、また特別な感情を抱くかもしれないな」

「現実的に結婚できるなら幸せなのかもしれないね。けどこれらは妄想であって、叶うものでもない。でも患者にはその判断ができない。その結婚のための準備をしている訳でもないし、それがニュースになっている訳でもない。それに矛盾を感じないで平然としている。それを専門的には両価性と言うんだ」

「現実には起こっていないけど、そのことを判断できない特性……」

「研究者であるという考えもまた現実にはあり得ない話で、全て彼

女の頭の中だけで起こっていることだよね。有能でありたいと潜在的に願っているかもしれないけど、現実とは乖離している。周囲の者はそれを理解できないし、だからと言って嘘だとか、責めるわけにもいかないよね」

「だから、オットーは患者の言う妄想に対しては否定も肯定もしないんですね」

（本人が病気じゃないと言っているのを病気だと言ってもあまり意味がないように、妄想に対してどうこう言っても意味がないということか）

「幻覚・妄想が活発な時期には、現実的社会的なやりとりが難しいことがある。しかし、必ずしも一日中そういった病的体験の中で過ごしているわけではなくて、患者をよく観察することが大事なんだ」

「例えば、食事を楽しんでいるひと時とか、熱心にテレビドラマを見ている時とかは妄想じゃなくて現実の体験をしている、とかですか？」

「そうそう！　そういった現実的な物事に注意を向けられる時間を長く持つことが大切だと思わない？」

「なるほど！」

「頭の中の妄想が占める割合を少なくするために、現実的なものに注意を向けること、興味や関心のある作業をすること、つまり現実的な体験や交流の機会を俺たちと協働しながら増やすことで、現実への移行を促すことが大切なんだ。妄想や幻聴とのやりとりでなくて、健康的な交流の機会を増やすことがね」

「だとすれば、スーザンの興味関心は何だろう？　健康的なやりと

りってピンとこないですねぇ……」

「その疑問をスーザンにそのまま投げかけてみれば?」

「そうですね! スーザンが生きがいを持って生活をしていた頃の話や経験を尋ねてきます」

　と早速、ピーターはスーザンの病室を訪ねた。


## ✳ 作業療法という目の前の世界

「何故そんなこと聞くの?」

「僕は、スーザンが生活の中でしていきたいこと、これまでしていたのに今出来ていないことを一緒に考え、一緒に実践していくパートナーです」

「こんな病院に入ってしまったから、もう普通の生活に戻れないわ」

　(精神科病院に入院した患者はこういった偏見を抱くことも多い。引き合いに出すのはおかしいかもしれないが、一般科での入院においてはあまり考えられないことだろう。5大疾病の内、最も多いのが精神疾患である現在でも精神科に入院することを本人だけでなく家族もためらう現状がある。

　それはどういう現状だろう、もっと考えてみなくては……)

「普通の生活ってどんな生活なのか聞かせてほしいです。失敗もあるかもしれないけど、その時にまた一緒に考えましょう。ところで昔よくしていたことは何ですか? 仕事とか趣味とか」

「……パッチワークが得意だったの。会社に勤めていて、沢山作っていたの。調理士免許も持っていて、学校給食も作っていたのよ。その時は忙しかったわ」

　スーザンはその他、結婚をしていたことなど、たくさん語ってくれた。交流を重ねオットー、ピーター、スーザンとの関係性は次第に深まっていった。

　そして、日中は得意なパッチワークをピーターらに教えるという立場で、難しいところは共に解決していく過程を通して、彼女からの信頼感も厚くなってきた。

「明日も作業療法来るから〜」

「材料が足りないわ」

「ピーターも上手くなったわね」

## ✳ 新たな作業への波及

　作品を通し、スーザンを認め称賛する人や、仲間も増えてきたその頃、

「実はね、フルートが好きだったの。夢中になれるというか……、そこそこ有名なフルーティストに教えてもらってたの。コンサートにも何回か出たことがあるのよ」

　自慢げに楽しげな様子で語るようになってきて、

「良かったら聞きたいです！」

「もう５年もしていないから自信がないのよ、フルートもメンテナンスしてないし」

　自信がなさそうに、だが嬉しそうな表情を浮かべて、

「今度持ってきましょうか？」

　数日後、ホスピタルから外出し自宅に保管されていたフルートを持ってきて、「音が出ないと思うから少し練習してきました。笑わ

ないでくださいね」

　オットーとピーターにフルートを見せながら演奏する準備をし始めると、すかざす、ピーターがにわか司会者になって、

「では、定刻となりましたのでフルート・コンサートを始めます。演奏してくれるのはスーザンです！」

　と、即興ミニミニコンサートが開催されることになった。

　スーザンの表情に緊張感が感じられ、覚悟したようにフルートに口を当て、次第に音が大きく高くなっていく。

　スースーピーピー……、

「よろしくお願いします。演奏する曲はアメージング・グレイスです」

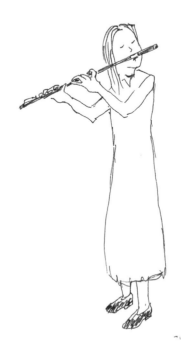

急に別人のようになり、曲が紹介され、演奏が始まった。

オットーたちが目を閉じ静かに聞いていたのは3分弱だろうか。長年のブランクがあり音はかすれ、素人が聞いても決して良い音ではなかったが、彼女の真剣さと技術に驚かされたひと時だった。

オットーが正直な感想を述べたことに対して、

「やっぱりブランクがありますね。自分でもわかります」

悔しさと共に、前向きな気持ちもにじませて、

「練習したいな……入院中でも練習できるかな……」とつぶやいた。

翌日からフルートの練習が始まり、日に日に熱心に練習しているスーザンを目にするようになり、表情もしっかりしてきて、音も明瞭になっていった。

「能力が奪われる」という言葉は、フルートを再開して以降聞かれていない。それどころか、

「退院したら、コンサートをまたしてみたい。フルートをしている仲間に出会えないかな」と希望を語れるようになってきた。

ピーターはタイミングをはかり、彼女がしぶしぶしていた服薬について、

「薬物療法の薬について今はどう思いますか？　何のために薬を飲んでいるのでしょうか？」と尋ねてみることにした。

「今、私は希望を持っている。それを叶えるためにも薬を飲むことが大切だと感じているの。薬を飲んでいなかった時は（症状に捕らわれていて）フルートのことに全く無頓着だったわ……」

その時、それまで頭の中で繰り広げられていた"妄想"と現実世界で体験していること（フルートの練習＝作業療法）の違いに気付

いたかのような表情が浮かび、少し考え込むように沈黙したあと、
「おかげで故障したエンジンがまた動き始めたわ」
　これを契機に今まで以上にフルートを介して私たち（作業療法士）
との間だけではなく交流が広がってきて、新しい楽譜を購入するた
めに外出したり、衣装を用意したりするなど、彼女の関心はその他
の活動へも波及していった。


## ✳ 社会への帰属感

　そこには、心身をフルに活用して日常を送っているスーザンの姿
があった。退院日が近づき、フルートをしている団体への入会を希
望するようになって、スーザンはピーターの協力のもと、インター
ネットで団体を探し、メールで入会申し込みを送ったのだった。
　その団体から返信があり、退院後、団体に出向いて、そこでフルー
トを披露することになった。
　日時や場所のメモを取り、当日は汽車を使いオーディションの場
所まで到着したとのメールがあり、後日のメール連絡によると、見
事、団体に所属することができたそうである。

　入院当初、「マイケル・ジャクソンと結婚する」と言っていた彼
女が、
「私が所属する団体の中に男性のチェリストがいて、今度デートに
誘われたの。どうしよう」と、オットー、ピーターにとっては嬉し
くてピュアな、何とも言えない悩みの相談も来るようになった。

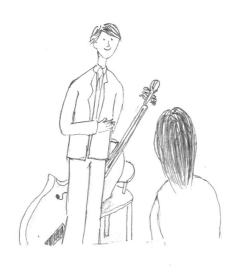

　あれからもう3年が経過した。音楽仲間とフルートを演奏し一般の方にも教えているとのこと。勿論、薬もしっかり飲みながら。そして、月一回の診察の日にオットーやピーターの仕事場に来て、近況を報告してくれている。

　個々の患者について、その興味関心を見つけることは、脳を撮影しても血液検査をしても判るものではない。だから私たちは、ナラティブ（個人の物語）を知ろうと尋ねることから始める。
　たとえ興味関心があったとしても、それを強制的にやらされる体験は主体的なものではなく、モチベーションにはなりにくい。それらの中から、やるかやらないかを決めるのは、当然ながら本人に委ねられる。しかし、その決定については作業療法士にも責任が生じる。そのナラティブの中からヒントを見つけ出すのが作業療法士の役目である。

患者にそれら作業を提案し促すことと、OT スタッフと協働すること、その過程を通して現実的なやりとりが生まれて育まれる。これらの現実的な過程で行われる交流がさらにリアルなフィードバックとなり、明日することへと繋がっていくのである。

## ✴ もうひとつ

　作業療法で、患者の生活に根ざした目標が決まったとしても、入院環境下で出来るものと出来ないものがある。しかし、患者を取り巻く家族や医療福祉関係者の理解があれば、生活に根ざした環境を設定することは可能だ。

　入院中から社会参加を具体的にイメージでき、体験できる環境を用意できるこのホスピタルは作業療法士にとって力を発揮できる環境なのだ。

　患者の適性に合った作業内容を発見し、それを後押しする言葉がけやタイミングは？　と尋ねられると、その患者の個性に関わることなので難しいのは当然だ。けれども、協働しているとその過程で、その作業の進み具合、患者の表情や反応がこちら側にも伝わってくるし、スタッフの姿勢が相手にも伝わる。その変化に気付き、その時その時にフィードバックできる関係性を築くことが重要となる。

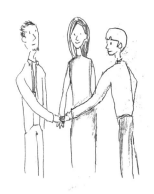

　例えば、相手が仕事をしたいと思っていても、支援者が「無理だろう」とか、「まだ早いんじゃないか」と思っていて、タイミングが合わないこともあるかもしれない。逆に、支援者が「仕事できるのになぁ」と思っていても、患者にその気持ちがなくてタイミングが合わないこと等もある。

　患者をそっと後押しするタイミングは、言葉だけでなくて協働しながらいろいろな場面で生まれるものだ。　オットーとピーターはそう思っている。


　こういう体験から、僕は薬物療法と作業療法は『あなたの望んだ生活をするために、より幸せな生活をするために、そして希望を叶えるために必要だ』って考えられるようになったんだ」

　ピーターはそう熱く語った。

「スーザンが劇的に回復したのは、やっぱり作業療法を通して社会と通じることが出来たからなんでしょうか」

　パスカルの言葉を聞いてドットーレは大きく頷いた。

「そう思う。そしてその観点で考えると、彼女のフルートのように、熱中できるだけではなく音楽・芸術といった文化的なものが非常に重要なんだ」

「それはどうしてですか？」

「社会に披露して反応や評価を得られる。つまり、現実からの大きなフィードバックを受けられる。それが妄想世界だけに囚われないために非常に重要なんだ。

「結局、一日中お世話になってしまいましたね。どうもありがとうございました」

「パスカル君！　何か学びや気づきはあったかね」

「たくさんありますよ。何から言ったらいいのか……、まず精神科の入院と聞くと、薬物治療と鍵がかかった殺風景な病棟での休養をイメージしていたというのが本音です。それが一変したというのが、率直な感想です」

「と言うと……？」

「特にビックリしたのは、患者の目指す生活・希望に向けて、病院の環境や周りの資源を工夫しながら、患者一人のためにミニコンサートを開催してしまうところ。あれだけ暴れていたカリーナと包丁を使って弁当を作るところ……、それだけ患者の生活に根差した方法でアプローチしているのだと感じました」

「作業療法のような健康的な側面へのアプローチも薬物療法と同等に重要だということがわかったみたいだね」

「はい！　スーザンの服薬拒否の場面で思ったこともあります。それは、健康的な生活（フルートを生業とした生活）を送るために、薬物療法を続けた方が上手くいくという体験ができること。さらに思うことは、スタッフとスーザンがこの健康的な生活と入院前の不健康な生活とを比較しフィードバックできる、スタッフとの関係性も大切であることを学びました」

「それぐらいにしておこうか」

　帰り際に、ふと掲示板に貼られていたコンサートのチラシが目に留まった。

　先ほどドットーレが言っていた定期コンサートだろうか。

「先生、病院でのコンサートや講演って月にどのくらいしているんですか？」

「月に１～２回しているよ。半年に１回とかじゃなく、毎月していくことが大切なんだ」

「それはどうして？」

「地域の人が気軽に足を運ぶことができるし……。それに患者も毎月のコンサートに向け準備をしたり、表現のプロの方達とコミュニケーションを図ることで色んな学びに繋がるんだ。そういった環境をたくさん用意するためには、毎月じゃないと意味がないんだ」

「それを今まで継続していることは簡単なことじゃないですよね」

「そうだね。継続していくためには、スタッフみんなで協力することや患者と作り上げていくことが重要なんだ。大変だとは思うけどね」

「具体的にはどんな風に準備をしているのですか？」

「それならオットーとピーターが中心でやっているから聞いたらいい」

「う～ん。直接交渉しに行くこともありますよね。演者が主催している会場に足を運び、なぜ当院でコンサート等を実施するのか目的を伝えて、賛同して頂いたプロの演者たちに来てもらうこともあります」とピーター。

「協力をしてくださった次の演者へ繋がり、また次の演者へと信頼

関係を築いていくことで色んな方に来て頂けるようになったんだ。演者が決まると次は日程調整をして……」オットーも続ける。

「ここからが忙しくなるんですよね」

「まずは公演が決定した日程を病院全体へ周知をするんだ。そしたらピーターと俺は演者と連絡を取りながらチラシやポスターの作成に入るかな」

「あの掲示板に貼ってあった素敵なチラシはオットーとピーターが作っていたんですね」

「絵やPCが得意な患者と協働して作成していくこともあるよ。それがきっかけで履歴書に特技パソコンと書いた患者もいてね。就職した仕事場でもパソコンの業務を担当するようになったんだ」

「チラシが完成したら各部署へ報告し、全ての職種の人たちが動き出すんだ」

「看護師は各病棟のデイルームや診察室へチラシを掲示し、入院患者たちの目に留まるよう周知していくんだ」

「精神保健福祉士は完成したチラシを持って市役所や支援機関、地域の公民館や飲食店へ掲示の依頼へ出ていくんだ」

「ケアワーカーは演者が快適に過ごせるよう、宿泊するゲストルームの掃除やアメニティを充実させるんだ」

「栄養課は給食の満足度調査と、終演後に提供するフルーツの盛り合わせの準備をするんだ」

「事務所はコンサートや講演の予約受付をしてくれ、司書は各機関紙へ掲載の連絡の交渉などしてもらっているね」

それを聞いたパスカルは目を丸くし、

「すごいですね。1つのコンサートや講演に向かってこんなにも色んな職種で協働してやっているんですね」
「みんながチームで頑張ってくれているから継続できているんだよね」

「終演後には茶話会を開いて、演者、職員、時には患者が集まってアンケートに目を通しながら一息つく時間なんだ」
「それは大事なことなのですか？」
「大事なことだよ。演者から精神科のイメージや対象者と関わってどうだったかも聞くことができるし。また当院で演奏した経験を次の演奏場所でも話してもらえるし。こうやって振り返る時間がないとつながっていかないんだ」
　オットーが話しているとピーターは頷きながら、
「演者を紹介してくれることもありますよね。最近はうちの病院で演奏したいって依頼が来ることも増えて来たんですよ」
「演者から演奏依頼が来るなんてすごいですね！」
「継続しているからこその結果だよね。あと茶話会では、演者からプロになるまでの苦労や成功談といった経験や工夫も聞くことができるから、みんな勉強になるし、それが刺激になり自分たちの仕事の姿勢にもつながっていくんだよ」
「そうですかぁ。分野は違うけど仕事への向き合い方や工夫を学べますね」
「そうやって色んな出会い、繋がり、学び、創造によって杜のホスピタルの文化が築かれていっているんだ」
「面白いですね。ところで今までどんな演者の方達に来て頂いていたのですか？」

「あぁ。それなら過去に演奏、講演をしてくれた方達を一覧表にしているから。それを見るといいよ」
　そう言ってドットーレはパスカルと図書室へ行き、杜のホスピタルで講演、演奏をしてくれた方々の一覧表を手に取って見せた。
「あっ、忘れてた！　パスカル。実は明日、『楽しく音楽　おもしろ人形』というコンサートをやるんだ。是非見に来てほしい」
「いいとも！」
「じゃあ、また明日！」
「またねぇ」

# 8章

# コンサートの部屋

~楽しく音楽おもしろ人形~

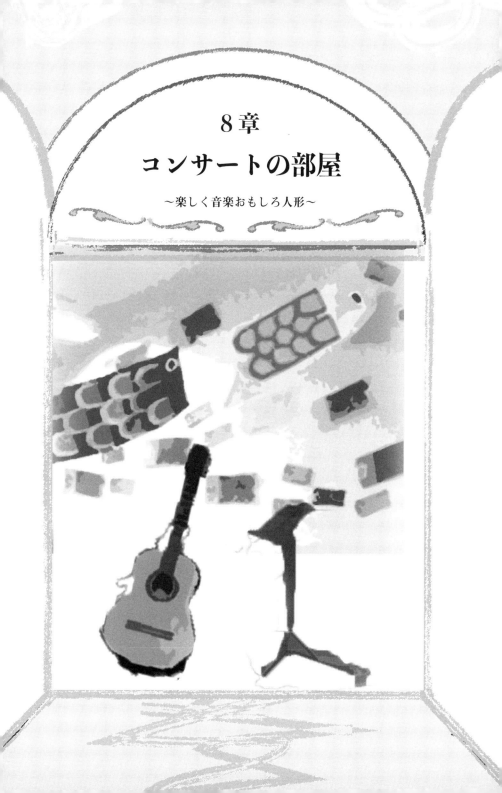

翌日、パスカルは再び杜のホスピタルを訪れた。

　ドットーレが迎え入れ、病院内のコンサートホールまで案内をしてくれる。

「楽しみだなあ。今日は一体どういう演目なんですか？」

「歌手のおおたか静流さん、ウインドシンセサイザー（EWI）の第一人者の住友紀人さん、篠笛演奏家の阿部一成さん、浄瑠璃人形遣いの木偶舎＋勘緑さんによる音楽人形劇、と言えばいいのかな」

　100席近い座席は、満席だった。


　やがて司会のオットーが前に出てきて、いよいよ舞台が始まった。



　歌手のおおたか静流さんの位置は舞台に向かって右後方。そこから「…飛べ飛べ命がいまはじまる…」と、低めの伸びやかな声が、彼女の両手をゆっくりとはばたかせるような仕草とともに会場の後ろまで届けられる（衣装は袖の長い薄茶色のシンプルなもの）。

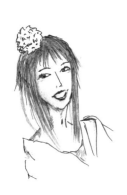
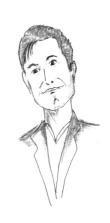

　会場の外にいつの間にか現れた、窓の向こうの古典的な白っぽい着物の浄瑠璃人形。その動きに気づいた観客の目が一斉にガラスの外にくぎ付けになる。と、歌舞伎の花道を通るように会場内に入って来て、舞台右前方でピアノを響かせている黒いスーツの住友さんの前を舞台前面へと演技しながら進んで行く。

　阿部さんの立ち位置は舞台左奥。袖を切った和風の上下服に帯を締めた格好で、その横笛（龍笛）の透明感のあるもしくは風のような音色が観客の心の中を吹き渡るようだ。

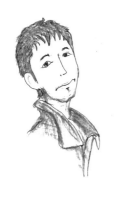

　　　　　　どの音もお互いに引き立て合い、人形の動きとも調和している。

　「ウスクダラ西から日が昇り…」では古典的な浄瑠璃人形に代えて、モダンな服装の妖精風人形がガラス戸の外に姿を現す。この歌詞は訳のわからない部分が多い（トルコ語？）が、ところどころ日本語が入り「…危ない橋を渡る…」の部分では、その妖精が窓を開けて客席に侵入しようとしたり、窓枠によじ登ろう、もしくはしがみつくコミカルな仕草をして観客の心をなごませる。曲に合わせて手拍子もはじまる。

　次いでその妖精が花道を通るごとく場内に登場し、オットーはその妖精に誘われて、飛び入りで、手を取り合って一緒に踊り、住友さんはクラリネットを吹き、阿部さんはドラムを叩き、最前列の観客は妖精と頬ずりをし……などなど、コミカルな演出に観客も笑いとともに盛り上がる。

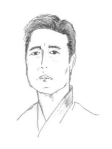

次の演目では、「True life 失くした…地上に降り立つ一筋の光…」というおおたかさんの歌とゆっくりとした住友さんのピアノ伴奏を背景に、金属製の人形が登場する。その人形の未来的な姿とうらはらに、表情には通常の人形以上に心惹かれるものがある。やがてそのロボットは動きを止め、舞台中央の球形の籠の上に静かに座り（その籠は地球のようにも見える）、観客と向き合う。その表情はどこか憂いを帯びているように見える—それは何故か？　観客はどうしても地球の未来と結び付けて考えてしまう、といった演出！

　やがて横笛が加わり３重奏に移り、「True life 求めて…扉を開いて…」という歌とともにゆっくりと演奏が終わっていく。

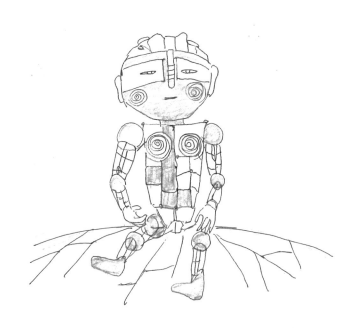

　浄瑠璃本来の謡に代えておおたかさんの歌、三味線の代わりに住友さんのピアノと阿部さんの横笛。人形だけをとっても、伝統的な着物姿、現代風の衣装、近未来的な金属製のロボットの姿と、古典的な人形浄瑠璃を発展させた演出と奏者の力量を存分に発揮させて見せた出色の舞台だ、と観客全員が感服・感動させられた公演であった。

　幅5〜6m、奥行き3ｍ弱と小さな舞台であることもかえって幸いした。住友さんの弾くピアノが客席と同じ平面に置かれ、勘禄さんと木偶舎スタッフの操る人形の演技もその平面で行われ、観客との一体感を創り出す演出はこの小ホールならではのものである。

　舞台背景も好評であった。地色は濃い青で、その中に大小様々な大きさと色の円形の模様が花火〜結晶のように散りばめられて、舞台に立つ奏者を引き立てる役割を果たしていた。

「公演の様子は、客席に来られない患者のために、病棟でも見られるように中継で、病棟テレビでも見られるようになっているんですね」と興奮した面持ちでパスカルが話している。

「いやぁ、浄瑠璃は以前何回か見たことがあって、人形と謡と三味線の様式美の中に演者の個性を楽しむと言うのか、悲しい場面でも安心して涙を流しながら見られるというのか、そんな感じだったのですが、この舞台は観客も巻き込んだ演出で、何が起こるかわからない……意外性満載でした。

　そうそう、客席の設計も興味深かったですね。その説明をスタッフから受けていますので受け売りですが、しておきましょうか。

　このホールは5階屋上にあって、中に入ると、床は後方階段席も含めて白の大理石が敷きつめられていて、壁の色も白、舞台に向

かって右側の側面は窓で5階外の屋上に通じている。客席について
は、前方、平土間の部分に観客の椅子席、だいたい患者が座ってい
ましたね。車椅子の患者もそのまま入れます。客席後方は階段様に
なっていて5段あり、その奥の高い位置にも窓。一般の観客はその
段々に丸いソファみたいなものを敷いて座っていました。段は客席
側面に2段に低くなって延びていますね。窓からは、空や山の緑も
眺められました。カーテンは明るいけど渋いグリーン色でした。

　公演の司会進行役はオットーがしていて、ピーターが出演者と観
客のサポート役。ふたりともスーツ姿でピシッと決めていました。

　ドットーレは客席の後方階段席の中ほどに居て、そこからは全体
が見渡せる位置、ソーシャルワーカーのウェンディは側面の階段席
の前の方、患者の表情がよく見える。看護師たちは、患者の隣か近
くに、という位置取りのようにみえました」


　興奮冷めやらぬパスカルは隣の観客たちと感想をわかち合った。


「音の融合、思いの融合、つながりを感じた。素敵な化学反応を見
ることができました」
「人形と音楽のコラボ素晴らしかった＋30分お願いしたい」
「一般の客も招いてくれてありがたかった」
「入院患者が誰1人退屈せず集中し音楽を聴いていたのが印象的
でした。音楽の力はすごいですね」
「どこのコンサート会場でも味わえないこの会場の一体感が大好き
です」
「今後も文化活動を続けてくださることを切にお願い申し上げます」

　区切りがついたところで、ピーターがパスカルのところへ寄って
きた。
「お疲れさま、ピーター。すごく楽しいコンサートでした」
「ありがとう。ところで、この舞台の背景をちょっと見てほしいん
だ」
「この素敵な青で宇宙のような背景すごいですよね。舞台の世界観
を広げてくれていました」
「実はこの舞台背景の制作には、デイケアに通っているメンバー
（患者）と OT スタッフがコンサート毎に公演の内容 ── 出演者の
音楽の内容、個性や季節 ── を考えながらあたっているんだ。出
演者も観客もそれを楽しんでくれている。制作しているメンバーも
毎回クオリティの高い舞台背景を皆と作れて感動している、なんて
言ってくれるんだよ」
「あ、これも作業療法だったんですね！」
「そうなんだ。患者が舞台背景の制作に携わることで、どのように
生活に拡がりが出てくるかというアンケートをとったりもするんだ
よ。そうしたら、
・身だしなみを整えてコンサートに参加するようになった。
・携わった背景と演奏がどんな雰囲気になっているのか興味を持
ち、自分で公共交通機関を利用して参加できるようになった。
・自閉的で何処にも家から出ない私が、制作に関わった舞台が気に
なって、コンサートの様子を見に来るようになった。
・コンサートの受付をするなど役割を遂行することで、社会とのコ
ミュニケーションの練習の機会となった
　といった声が聞けたんだ」

そんな話をしているうちに、観客の見送りをしていたドットーレが戻ってきた。
「どうだったかね？」
「素晴らしいコンサートでした」

　これも、杜のホスピタルの文化的挑戦なのだ、とパスカルは心の中で思った。

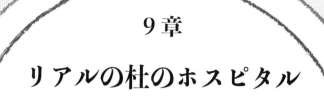

# 9章

# リアルの杜のホスピタル

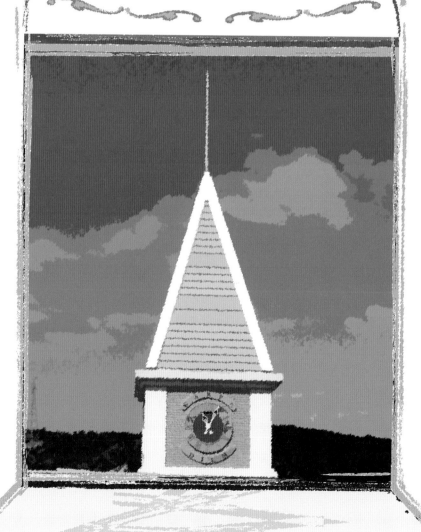

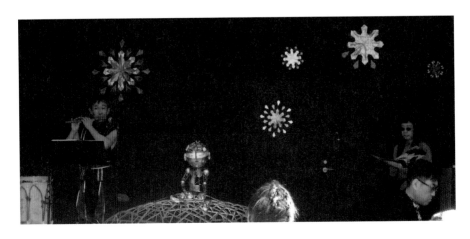

# 楽しく音楽　おもしろ人形

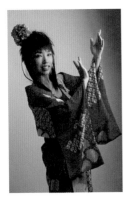

### おおたか 静流（おおたか　しずる）

　ノンジャンル無国籍な独自の路線で音楽活動を展開。
「声のお絵描き」主宰。NHK E テレ「にほんごであそぼ」にて歌
唱。NHK「未解決事件」主題歌、映画「シコふんじゃった」「ズッ
コケ三人組」「墨攻」「蛍火の杜へ」主題歌、ゲーム音楽「ファイナル・
ファンタジー III」「Roaming Sheep」「The Breeze」歌唱、リレハンメ
ル冬季オリンピック閉会式「小諸馬子唄」東日本大震災追悼公演「国
連」日本広告業界最優秀歌唱賞受賞。
The World's Best Radio and television Advertising from
international broadcasting awards. America

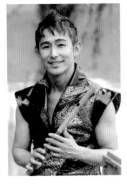

### 阿部 一成（あべ　かずなり）

　篠笛演奏家。太鼓芸能集団「鼓童」に 14 年間在籍。独立後は、
生まれ故郷の愛媛県新居浜市を拠点に国内外で演奏活動を展開。
2018 年は、台湾・ロシアほかヨーロッパを中心に 9 ヶ国に笛の音
を届けた。ソロキャリア 10 年目を迎える 2019 年、豪華アーティス
ト陣を迎えたニューアルバム『遥かなる風』を 2/6 にリリース。これ
までに世界 32 ヶ国で演奏。

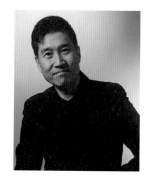

### 住友 紀人（すみとも　のりひと）

　EWI(ウインド シンセサイザー)の第一人者。イタリアンプログレッシブロック界の巨匠ジャンニ・ノセンチのソロアルバム「SOFT SONGS」は米ビルボード誌に掲載され、同アルバムで共演した坂本龍一氏と共に高い評価を受ける。作曲家としては映画「ホワイトアウト」で日本アカデミー優秀音楽賞を受賞。NHK 朝の連続 TV 小説「つばさ」を始め数多くの TV ドラマの音楽を担当、その後映画「沈まぬ太陽」では 2 度目の日本アカデミー優秀音楽賞と最優秀作品賞を受賞。2009 年アレンジ、サウンドプロデュースで参加した、いきものがかり「ハジマリノウタ」は日本レコード大賞最優秀アルバム賞を受賞。その後、歴史的大ヒットを記録した「テルマエ・ロマエ」シリーズや「ドラゴンボール」シリーズの音楽も手がけている。

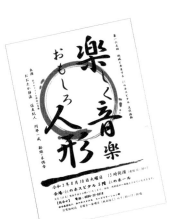

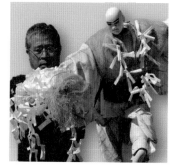

### 木偶舎 ＋ 勘緑（もくぐうしゃ＋かんろく）

　浄瑠璃人形遣い。元 (財) 文楽協会技芸員、人形座「木偶舎」主宰。1979 年二世桐竹勘十郎 (人間国宝・故人) に入門。人形浄瑠璃の普及・発展と文楽人形の新しい可能性を求めて、2012 年 1 月 33 年間在籍した文楽座を辞し、フリーの人形遣いとなる。主宰する「木偶舎」では、各地で自然との融合や他ジャンルの音楽・演劇との接点を求めた文楽人形の可能性を追求し、劇場の枠を越えた独自の野外劇場を企画・演出している。

# 杜のホスピタル

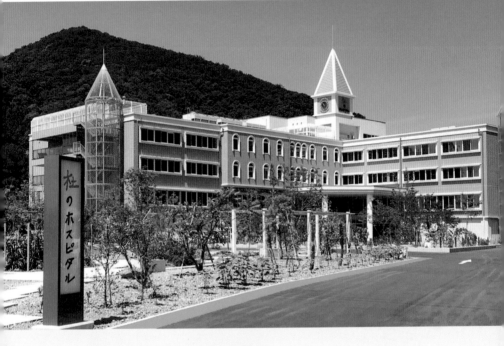

徳島県阿南市にある精神科病院。
精神科学と文化活動を通して地域と共生する病院 。

あなたや、あなたの親しい人の
大切な「心」を守るために……
治療に専念しながら、心が癒され、
楽しい感情も芽生えるような
病院を目指して
A place of rest and entertainment.
"休養とエンターテインメントの場所（ホスピタルの原義）"

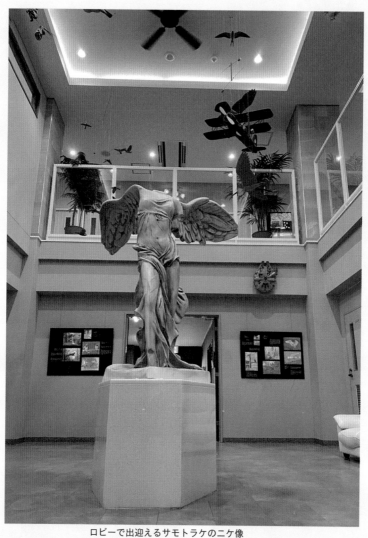

ロビーで出迎えるサモトラケのニケ像

患者が病院から飛び立っていけますように――
　　　願いが込められた女神ニケの像

# 杜のホスピタルの
# 文化活動

文化活動を通じて地域交流、精神科病院を知ってもらうことで地域に根ざした病院づくりに取り組んでいます。

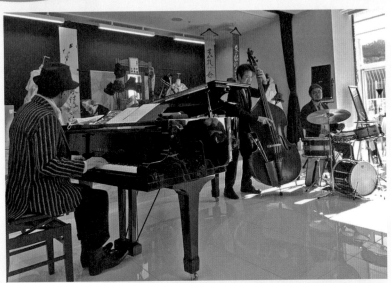

＜クニ三上 from New York JAZZ コンサート＞
杜のホスピタル文化活動 200 回達成記念。音楽と芸術の collaboration。会場からのリクエストも即興で Jazz に

毎月2回、プロの演者にきていただきコンサート、講演会を実施。
1Fギャラリーを貸し出し、展示会も実施しています。
（毎回約70名〜100名参加）

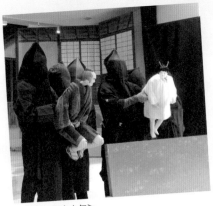

＜老人と宇宙少年＞
シンプルで斬新な音楽人形劇場。心情露わに表現される人形の動きに感動

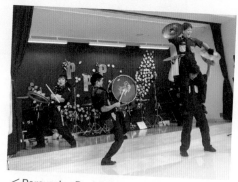

＜ Percussion Performance Players コンサート＞
マーチングを取り入れた打楽器のみのパフォーマンス集団による演奏。パフォーマンスに魅了され会場は大盛り上がり

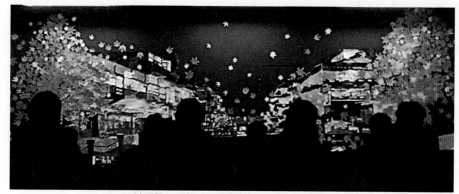

＜大正琴コンサート：作業療法でステージ背景作成＞
患者と一緒に約 10 名がおよそ 1 か月かけて作り上げた、
大正ロマンをイメージした作品

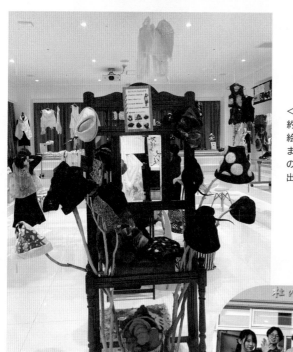

＜展示会 SERNELLA collection ＞
約 2 週間の展示会。羊毛フェルト、書、
絵画、草月流生け花の作品でにぎわい
ました。来場者は色々と羊毛フェルト
の服を試着しながらオンリーワンに
出会いました

＜講演：言葉と音とともに歩んだ 10 年＞
作詞家としての言葉と音と歌詞の融合を、見事な
トークで展開し、生活の楽しみ方を教わりました。
写真中央が講演者の髙橋久美子さん

# 杜のホスピタルの作業療法

社会復帰（Return to Society）の
ための杜のホスピタル独自グループ
## リトスグループの活動

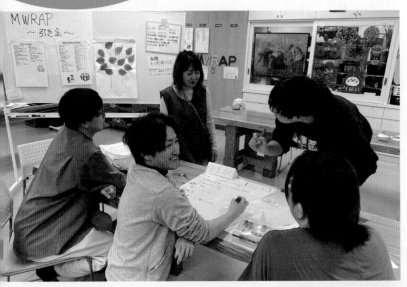

調子を乱しそうな感じになる出来ごと『引き金』についての
グループワーク。当事者ファシリテーター「ターちゃん」と
参加する入院患者。リトスグループ（WRAP にて）

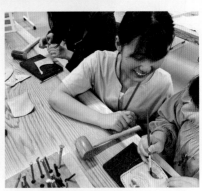

リトスグループ（革細工）娘のためにキーケー
スを作成中。「喜んでくれるかな〜？」

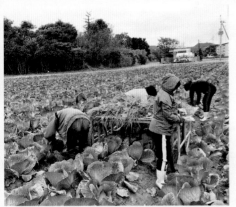

リトスグループ（A型事業所チーム情熱での就労体験）
「疲れた」「楽しかった」「私には向いていない」など
感想はいろいろ。こうして自覚的な回復を感じて、自
分に合った仕事を見つけていこう！

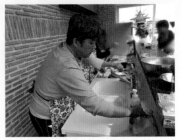

リトスグループ（喫茶活動）
「今日は忙しいな〜」

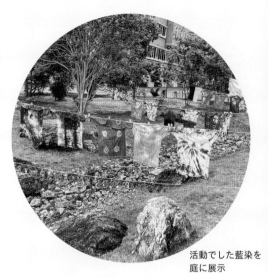

活動でした藍染を
庭に展示

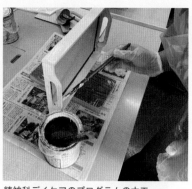

精神科デイケアのプログラムの木工

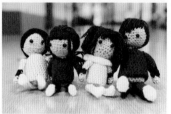

患者が制作したスタッフをモデルにした
編みぐるみ

休養とエンターテインメント
## 作業療法と結びつく
## ホスピタルの空間

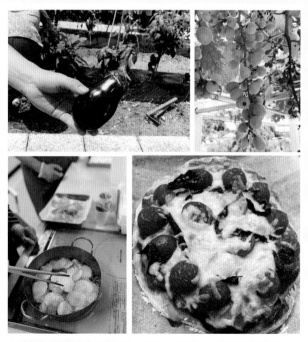

ホスピタルの庭の畑で、自分たちで作って収穫した野菜を美味しくいただく

# 杜のホスピタルの地域交流

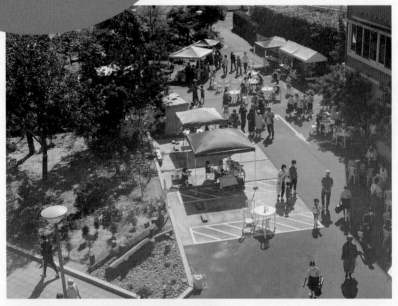

花木が生い茂る前庭で
## 杜のマルシェ

コラボレーションと
コミュニケーションを通して
地元飲食・雑貨店と新たな町づくり
地域の子どもから大人まで
約600名の参加

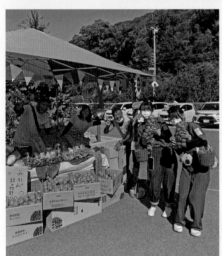

就労支援継続Ａ型『チーム情熱』のみかん詰め放題

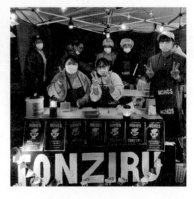

＜そらマルシェ＞
地域開催の阿南そらマルシェに招待される。患者、作業療法士、看護師、精神保健福祉士などと共に豚汁を出店。大繁盛で用意していた300食完売

## 地域の飲食店の参加

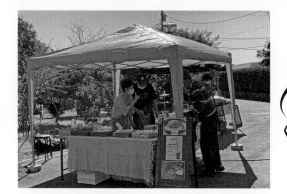

REBASE（カレーライス）：
参加された患者さん、出店者、
みんなが楽しめた
素敵なイベントでした。

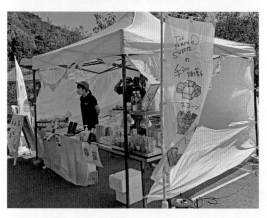

KOFS（カフェ）：
杜のマルシェに参加しての感想
会場づくりもおシャレで
雰囲気がとても良かったです。
また呼んでください。

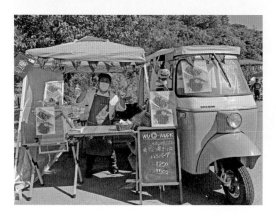

WUTO-WURK（ハンバーグ）：
地域と一体となった取り組みに感銘
を受けました。まさに地域の文化的
な拠点になっている！

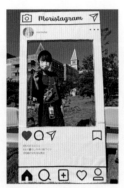

手作り Instagram で
「はいち〜ず」インスタ映え
スポットが大好評

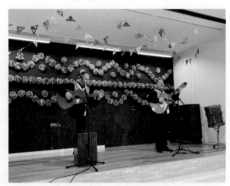

＜春のコンサートラテンのこころ＞
　右：フレディ・フローレス　左：ヘスス・フローレス
ペルー出身のフローレス・デュオ。
兄弟 2 人のパフォーマンスと熱量に会場が一つに
「明日からも希望をもって生きていきます」

杜のホスピタル入り口前で野外コンサート
太鼓：野中 耀博（のなか あきひろ）　篠笛：朱鷺 たたら（とき たたら）

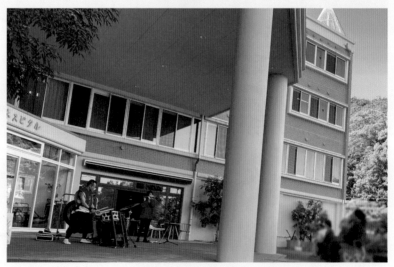

# 終章

## Concert of Dreams

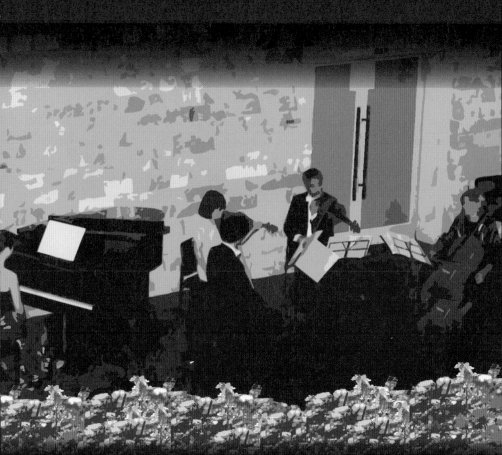

# ウルマー・カンマー・アンサンブル
## ~ Concert of Dreams ~

杜のホスピタルで音楽を通した文化的挑戦をするに至った
きっかけともいえるUKEの人たち

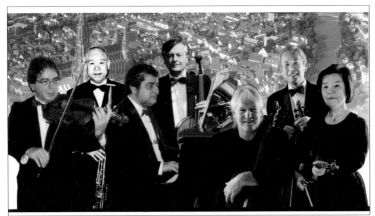

左から、ユリウ・ベルトーク、杉本暁史、ミハイ・ウングレアヌ、
ヤノシュ・ユリネック、ハルトムート・マイヤー、磯村寿彦、磯村みどり

「それで、なんで"Concert of Dreams"なんですか？」
客席で開幕を待つパスカルは隣のドットーレに尋ねた。
「それは、演奏家のうち何人かは現役を引退しており、何人かはも
う故人なのだけど、わざわざこの演奏会のために、また友人に会う
ために時空を超えてかけつけてくれたからなんだ。
これは、これまでの精神科病院コンサートや市中コンサートも含め
て、そのエッセンスみたいなものなんだ。
それでは、これからその架空実況中継を始めよう。

まず杉本暁史（ファゴット奏者）さんの挨拶からこのコンサートを
始めてもらいましょうか」

杉本氏「皆さん、今回はこのコンサートに参加して頂き有難うござ
います。私はささやかな音楽家の一人ですが、長くオーストリアと
ドイツで暮らしている間に学んだ多くの事を、少しでも日本に紹介
することができたら、と考えており、機会あるごとに『各地の伝統
文化、郷土芸能を守り、世界に通用する文化に育てると同時に、ま
た世界共通文化をも理解できる人間を養う努力をしてほしい』と、
訴え続けております。

日本は、今でも経済の面で最も進んだ国のひとつでありますが、こ
こで日本人は世界の国々、人びとと交流を深め理解し、文化面でも
もっともっと努力してリーダーシップをとれるような国になってほ
しい、そう願っています。そうなって初めて日本は世界中から尊敬、
信頼される国の仲間入りができるのではないでしょうか。

その意味で、自分たちの土地で永い年月を経て培われてきた『文化』
を含んだ杜のホスピタル公演 “おもしろ人形　楽しく音楽”は、
ボーカル、ピアノ、竜笛、浄瑠璃を融合させた素晴らしい試みですね。
一方、見知らぬ人たちの『文化』にも気軽に触れることができたら、
もっともっと視野が広がることでしょう。それは人と人とのつなが
りや輪も増えるということではないでしょうか。

それでは、私たちのウルマー・カンマー・アンサンブルの
Concert of Dreams
をお楽しみください」

〜〜〜〜

プログラム

シューベルト 弦楽四重奏曲「死と乙女」D.810 ニ短調２楽章。

シューベルト ピアノ五重奏曲「鱒」D667 イ長調より ４楽章テーマ

ポッテジーニ「タランチェラ」

ショパン「序奏とポロネーズ」作品３

パガニーニ「24のキャプリス」から13番

ショパン「ノクターン」変ニ長調

ポルムベスク「バラーデ」

サラサーテ「チゴイネルワイゼン」No.1 OP20

吉沢検校「千鳥の曲」

〜〜〜〜

「プログラムの中にシューベルト『死と乙女』がありますけど、病院でこの曲を演奏してもらうのに抵抗はありませんでしたか？」
「実は、この曲をプログラムに載せるにあたり、『このようなタイトルの曲を病院で演奏するのはどうか、という疑問の意見もあるのですが、うつ病の患者もいるでしょうから』という気遣いの問い合わせも演奏者側からあったけど、『かまわないと思います、万一問題があったとしてもカバーできますから』と返事しておいたんだ。それで、気になってうつ病で入院している患者の様子も見ていた。その女性は演奏中、涙を流している風で、それを気づかれないようにハンカチでそっと拭いていた」

「後で、彼女に感想を聞いてみると〝ああ、私と同じというか、似た気持ちになった音楽家がいて、それをこんな風に表現してくれているんだと思って、涙がぽろぽろ出てきました。うれしかったです〟という感想を教えてくれた。うつ病でせき止められていた様々な辛い感情が、この曲で解放されて、たまっていたものを流してくれたんだね―こういうことをカタルシス（浄化、洗い流すという意味をもつ）効果というんだ」

杉本「これからは、磯村みどりさん（バイオリニスト）が進行と解説を引き受けてくれます」

磯村「では、やらせてもらいますね。第２曲の〝鱒〟の練習には勿論私も参加していました。UKEの５人の一番の理想の形は、鱒が川の中で色んな風に動いている姿を表現したいということで、随分練習をやってました。皆さん、楽しんで頂けましたでしょうか」

「次はボッテジーニの〝タランチェラ〟です。

1821年生まれのボッテジーニは作曲家であり指揮者でありコントラバス奏者でもあった人ですが、彼は難しい曲を自分自身のためにも書いて面白がっていたんです。

普段あまり聞くことのできない難しいオリジナルな曲をコントラバス奏者の武田聖志さんが、ピアノ、ミハイ・ウングレアヌさんと演奏します。（タランチェラの演奏）

このコントラバスという楽器は大きくて飛行機で気軽に持ち運びができないので、演奏旅行では行く先々でお借りして演奏することもあります。それで、ちょっと勝手が違う面もあるのですが、このように弾いてもらいました」

「次はヤノシュ・ユレナックさんが弾きます。彼は才能豊かな音楽家で、楽器ではチェロ、フルート、ピアノ、そしてスポーツではヨット、乗馬と、もうなんでもこなせる人です。乗馬ではアラン・ドロンとも楽しんだこともあるそうですよ。見かけの通りとても優しい人で、静かなメランコリーな曲が得意です。今日は、メランコリーな面と激しい面の両方ある曲を演奏します。ショパン　序奏とポロネーズをどうぞ」

「次は、ピアノのミハイ・ウングレアヌさんです。彼はルーマニアから直接来てくれたんです。ルーマニアは日本からの招聘状がないとビザがおりないことがわかってややこしかったんですが、ともかく来てもらうことができました。彼は身体が大きくて熊さんみたいですが、とっても優しい性格で、我々のつなぎの役割をしてくれています。それではショパンのノクターンをどうぞ」

「次はヴァイオリン演奏で、パガニーニの 24 のキャプリスから 13番を弾きます。これは演奏者のベルトークさんの解釈で悪魔がどういう風に笑うのか、（ここでユリウがヴァイオリンを弾き、それを声にするとこんな笑いになると笑ってみせる）こういうのを入れてやりますから聴いて下さい」（演奏）


「ベルトークさんはひょうきんで、そのひょうきんさをなくすことができないくらいひょうきんなんですけど、心の中はとても悲しみのわかる人で、1986 年にヴァイオリン一丁を持って、家族を置いてルーマニアからドイツへ亡命して…、でも "後で家族を絶対呼ぼう" という意志を持って辿り着いたのが私どもの住んでいるウルムだったんです。誰も頼る人がいない初めての所でしたからストリー

ト・ミュージシャンをしていたんです。余りにもヴァイオリンが上手でそんな人が街頭で弾いているのがおかしいということで、いろいろ私的援助からはじまり、公的援助も受けられるようになり、ヴァイオリンで生活できるようになりました」

（ドットーレ、客席でパスカルに「初めはウルムの音楽家達が呼びかけて、彼のためのチャリティ・パーティを開いたりしていて、私も参加させてもらったこともあるよ」）

「次に、これから弾いてもらうバラーデ（邦題名「望郷のバラード」）ではその悲しみの部分、次のチゴイネルワイゼンで剽軽な部分を弾いてもらいます。バラーデの作曲者ポルムベスクは19世紀のルーマニアの人で、当時異国の支配下にあったのですが、愛国運動に身を投じて投獄されたんです。これは、その牢獄の中で祖国を思って作曲したものでルーマニアの秘曲と言われています。チャウシェスコ政権下で亡命したベルトークさんには、自分のかつての境遇と重ね合わせてその心情がとてもわかるんですね。彼のこの曲に対する感じというのは、故郷ルーマニアへの思いと将来の夢・希望、民族の血の流れ、そういうものを全部、演奏の中で歌い上げてくれます。それと、彼は愛妻家なのですが、自分には二人の第一夫人がいる、ヴァイオリンと自分の本当の奥さん。そのヴァイオリンの音に思いをこめて弾きます」
「次は、最後の曲になります。吉沢検校作曲“千鳥の曲”を琴・しおり会、歌・前田禎子、尺八・池添匡童、チェロ、ハルトムート・マイヤーさんで演奏します」

演奏会の終了後、マイヤーさんと話していて、

「実はこの曲を合奏するのは大変だったんだ。この曲の日本人演奏家はドイツ語を判らないし、私も日本語が判らない。楽譜もお互いまったく理解できない。通訳で楽譜を読めるわけでもない。それで、合奏を半ばあきらめていた。でも千鳥の曲を通して演奏してもらったら、西洋音楽にはない気品みたいなものを強く感じて、とてもいい曲だと思った。それで、帰ってから徹夜でこの曲の前奏曲みたいな部分を作曲したんだ。本番ではそれに加えて、僕がこの"千鳥の曲"の通奏低音みたいな部分を受け持って、三味線や尺八の音に合わせて即興的に演奏してみた。しおり会の琴の演奏、池添さんの尺八は我々の西洋音楽にはないミステリアス（幽玄と言うのかな）な雰囲気の旋律をかなでてくれたし、前田さんの歌も日本の古典的な詩（古今和歌集）からとったものということを聞いていたけど、我々とは全く違う発声法で雅な、それでいてよく通る声が出ていて、いっしょに演奏して聴いていてとても気持ち良かったよ」

パスカル「今回の Concert of Dreams は演奏の素晴らしさに加えて……曲や演奏に対する奏者の思いなどが、私たち聴衆に語りかけられていて、会場全体が UKE の音楽に対する愛情に包まれているような感じで聴くことができました」

ドットーレ「マイヤーさんは、チェリストであると同時に、合唱団の指揮者、作曲家でもある。でないと、あのような合奏は実現しなかった。練達のバイオリニストのベルトークさんもはじめはこの合奏に加わる予定だったが、彼でさえ途中であきらめた位だからね。異文化間の文化交流も単にお互いのパフォーマンスを見せ合うだけなら難しくないかもしれないが、本当の理解、交流、共同作業はそんなに簡単ではないと思ったよ。

にも拘らず、私が感動し凄いと思ったのは、お互いの言葉や楽譜が判らなくても、音を耳で聞いて理解する過程があって、それにマイヤーさんの気持ちが揺さぶられて、彼をして徹夜で作曲させ、それを合奏してひとつの世界をつくりあげた、そういう音楽という世界のプロフェッショナルならではの仕事ぶりを目の前で見られた、そう思える貴重な体験だったからなんだ」

## UKE コンサートへの感想

○魂を揺さぶられた「望郷のバラード」：（中略）中でも二十九歳の若さで亡くなったルーマニアの作曲家・ポルンベスクが政治運動で投獄され、獄中にあって故郷をしのびつつ作曲したという「望郷のバラード」には身も心もしびれるほどの感動を受けた。音楽の持つ素晴らしい力！　心のしがらみを取り除き、道徳や宗教、善悪を超えて魂を揺さぶり、生きる喜びと勇気を与えてくれるような演奏だった。ホールを出る人々の顔は輝き、口々に感動の言葉が出ていた。

　人心が混迷・荒廃している現在だけに、人々の心に豊かさや優しさを取り戻し、生きる勇気を与え、心の病の治療に役立つ素晴らしい音楽がこの地にも一層普及することを望むものである。
（大学名誉教授）


○音楽には国境がないと言われるように、音の醸し出す環境は人間形成の場にふさわしく、人の心を和ませるものである。もちろん、音色の耳に伝わっている間は必ずしも心浮かれる思いばかりではなく、時には厳しく、悲しく、恐ろしく、締めつけられる思いがあるであろうが、そのように心を揺さぶりながら、平衡に達すると言おうか、調和すると言おうか、そうなることが心の和であると思う。（大学名誉教授）


○（前略）演奏会当日、「あなたの好きなように、奏いてください。必ずついてゆきますから。何も心配はいりません」とチェリスト

のチェーバーさん。全員のやさしい顔に前回はうれしい！　楽しい！　ばかりで感じもしなかったヨーロッパの空気と香り、音楽の風格と深さを見て、私は気を失いそう「失ってしまいたい気持ちで」でした……が、どん底の私の心の中に、彼らと同じ空気を吸ってみたいという生まれて初めての夢がポツンと芽ばえました。

「私の足りないところは、汗と涙になって、皆と調和した美しい音だけが、聴いてくださる方たちに届きますように」と心から願いました。（合奏したヴァイオリン奏者）

〇今や、外国のオーケストラで働いている日本人はたくさんいます。その中で、ウルム市立歌劇場で働いている日本人音楽家たちが中心になって、日本の小都市へ国際交流のために演奏をしに来てくださるという話を聞いた時、忙しさに忘れかけていた心のゆとりをとり戻した気分でした。

　私自身も、ミュンヘンで音楽学校のピアノ教師をしていた頃、ドイツのオーケストラ、音楽学校等のほとんどが、国や市から援助されていて、音楽家たちが公務員として働き、美術や文化が特別の人たちだけの物ではなく、みんなの生活に溶け込んでいる事に感激したものです。

　そして、子供たちはといえば、のびのびと音楽を勉強し、ホーム・コンサートのために、クリスマスのためにとそれを練習する子が多く、学校自体も生活に密着した音楽教育をめざし、音楽をすることによって、人とのコミュニケーションを大切にしていたように思います。（合奏したピアニスト）

# UKE 演奏家プロフィール

**Juliu Bertok ( ユリウ・ベルトーク )/ 第一ヴァイオリン**

ルーマニア生まれ。クランゼルブルグの音楽大学卒。ソリスト試験合格。クライオヴァの交響楽団のコンサートマスターを務める。1986 年ドイツに移りフォルツハイム、ゲルトナープラッツでのコンサートマスターを経て、アーレン市音楽院で教職のかたわら室内楽、ソロコンサート活動をドイツ国内およびソビエト、ヨーロッパ各地で行っていた。ジョージディマコンクール、シンタラロマネイ・ナショナルフェスティバル各 1 位。チャイコフスキーコンクール入賞、ガリナ・パリノヴァ、ディポル・ヴァルガ、イエフディ・メヌーインに学ぶ。2016 年肺癌にて逝去。

**Mihai Ungureanu ( ミハイ・ウングレアヌ ) / ピアノ**

ルーマニア生まれ。ブカレスト音楽院ピアノ科卒。ダン・グリゴーレ、イオアナ・ミネに師事。数々の国際コンクールで入賞。イタリア、ドイツ、アメリカ等でコンサートを行っている。また、イタリア、フランス、ギリシア、ドイツ、アメリカでマイスターコースを教えている。ルーマニア、クライオヴァ音楽大学の元学長、クライオヴァ交響楽団元ディレクター。現在、フリーのピアノ・ソリストとして世界各地で活躍中。

**磯村みどり（いそむら　みどり）/ 第二ヴァイオリン**

東京芸術大学卒。東京都交響楽団に5年間在団後、1971年ミュンヘン音楽大学に留学。1973年よりウルム交響楽団の第1ヴァイオリン奏者。ウルマー・ピアノトリオなど室内楽の演奏活動でも活躍。1986年より2012年まで2年ごとに日本とドイツの"草の根国際文化交流"によるコンサートを続けた。2005年定年退団。

**磯村寿彦（いそむら　としひこ）/ ヴィオラ**

東京芸術大学卒。東京都交響楽団に5年間在団後、1971年ミュンヘン音楽大学に留学。1973年よりウルム交響楽団の副首席ビオラ奏者。室内楽の演奏活動でも活躍。1986年より2012年まで日本とドイツの"草の根国際文化交流"によるコンサートを続けた。2005年定年退団。2021年膵臓癌にて逝去。

### 杉本暁史（すぎもと　あきふみ）/ ファゴット

武蔵野音楽大学卒業。1964 年ウィーン音楽大学に留学。K. エーベルガー教授にファゴット室内楽を師事。1967 年同大学を優等にて卒業。1967 ～ 1970 年ウィーン・ライムント劇場オーケストラに在団。1970 年より西ドイツに移り、アーヘン、ダルムシュタット、アウグスブルク、ウルム市立オーケストラの首席ファゴット奏者を 2004 年までつとめ、多くの室内楽ソロ活動を行った。

### Junos Jurenek（ヤノシュ・ユリネック）/ チェロ

ハンガリー生まれ。ブダペストのバルトーク音楽院でチェロとフルートを学ぶ。その後、リスト音楽大学で学び、ハンガリー交響楽団に在団。1975 年に旧東ドイツに移り、1977 年にヴィカウのオーケストラに入団。1980 年よりウルム交響楽団の首席チェリストを務めるかたわら、数多くの室内楽、ソロコンサートで活躍。2019 年定年退職。

**Hartmut Premendra Mayer**（ハルトムート・マイヤー）/ チェロ

ウルム出身。ベルリン音楽大学にてチェロ、ピアノ指揮科を専攻。卒業後、奨学生としてチェロをピエール・フルニエ、パウル・トリテリー、ヤノシュ・シュタルケル、ミシャ・マイスキーなどにウィーン、ジュネーブなどのマスターコースでレッスンを受ける。またカラヤン奨学生として、ベルリン・フィルでバレンボイム、カール・ベーム、カラヤンの指揮の下、共演。ヘルムート・リリングに師事した後、4つの合唱団の指揮者としても活躍。UNICEF、第3諸国への寄付金集めの活動をコンサートを通して、生涯の仕事としていた。また、アインシュタインのテキスト“自分の信じること”の合唱曲、サクスフォーン四重奏曲などの作品で作曲賞を受賞している。2014年、自宅近くの森の中の小道で散歩中に逝去。

**前田孝一**（まえだ　こういち）/ テノール

1970年国立音楽大学卒業後、同大学オペラ研究室終了。二期会研究室終了後、1976年ミラノに留学。マリヤ・カルボーネ氏に師事。1977年ウィーン国立音楽大学に入学。発声をエザレス・ドッティル教授に師事。1979年オペラ科卒業後ドイツに移り、ウルム市立歌劇場のソロテノール歌手としてデビュー。1982年オルテンブルグ市立劇場の主役テノールとして専属契約。1985年よりオペラハウス・キールの第一テノールとしてソロ契約。1990年よりフリーとなりドイツを中心にオペラ、コンサート、テレビ、ラジオ放送にて演奏活動。オーストリア、オランダ、ドイツの歌劇場に数多くゲスト出演。1993年帰国。1999年より沖縄県立芸術大学に移り教授職を務めた。

（以上、UKE コンサートに2回以上出演の演奏家の方々）

2021年初冬、磯村寿彦さんの訃報が妻・みどりさんからドットーレのもとに届いた。
その文面には、次のようなVictor Hugo（ヴィクトル・ユーゴー）の言葉が添えられていた。


"Du bist nicht mehr da, wo du warst, aber du bist ueberall wo wir sind."

「 あなたは、 かつていた処にはもういない。
　　しかし あなたは私たちがいる処どこにでもいてくれる」


これはドットーレの思いでもあり、この思いは、UKE のユリウ・ベルトーク、ハルトムート・マイヤー各氏についてもあてはまる。
そして、おおたか静流さんにも。

星井暁子 / ピアノ

ハンス・ヨアヒム・チェーバー / チェロ

武藤ひろ子 / ソプラノ

山下洋一/ヴァイオリン

グドルン・シンクレア/クラリネット

ドーラ・ノヴァーク/ピアノ

アニヤ・タマルー/オーボエ

グドルン・ロート/チェロ

ブルクハルト・ゾーレ/ヴァイオリン

ドロテア・ボルト/チェロ

ベルンハルト・ファイル/クラリネット

ベティーナ・ハインツ/ピアノ

ヘレナ・ブルックマイヤー/ピアノ

中山敬子/ピアノ

武田聖志/コントラバス

賛助出演：

山崎晶子/ピアノ

須賀陽子/ヴァイオリン

吉井美賀/チェンバロ

パスカル「それで、精神科病院のコンサートの素晴らしさについてはよく判りました。そこで、ひとつ質問があります。ここまで詳細に紙上再現することの意味なんですが……？」

ドットーレ「もっともな質問だね。その理由は、精神科病院における我々医療者側の患者との向き合い方に関係することなんだ。UKEのコンサートとそれに続く様々なコンサートを主催していて、患者たちの反応を間近に見ていると、普段は症状に囚われて病棟では落ち着かなくて、コンサート会場で一時間余を座って聴いていることなどとても無理だろうと予想していた患者の中にも、この間集中して聴いていられる場合が多いということなんだ」

パスカル「どういうことでしょうか？」

ドットーレ「高杉晋作の言葉で言えば『面白くなき世を　面白く』するのが音楽であり、芸術だと思ってやっているんだ。芸術には創る人のエネルギーや創意工夫がつまっていて、鑑賞するものにそれらを放射してくれる働きがある。

　統合失調症の患者について言えば、幻覚とか妄想とかの病的体験に追い詰められて精神的に余裕がなくなり、社会に無関心に自閉的になってしまうことが多い。物理学的に言えば、精神的にエントロピーが増大しきった状態とも言える。それに対して、芸術のエネルギーはエントロピーを減少させる方向に働くと言っていい」

パスカル「エントロピーとは、簡単に言えば、物事は放っておくと乱雑な方向に向かうという物理学的な考えですよね」

ドットーレ「うん、その乱雑な状態に秩序をもたらすにはエネルギーが必要となる、より高いエネルギーがね。統合失調症の患者で言えば、病気のせいで思考が混乱し、彼らを取り巻く世界に関心がなくなって生活も乱雑になっている状態なので、それを元に戻すには彼らの関心を引き付けられるような、よりレベルの高い良質な刺激・環境が必要となる」

パスカル「その中のひとつが芸術的アプローチであり、ここではコンサートのあり方なのですね」

ドットーレ「だから、普段は落ち着かない患者でも、ここでのコンサートの最中はその音楽や奏者の言葉に集中して耳を傾けていられる。彼らだけでなく私自身も、一種の高揚感と落ち着きみたいな感じを与えられる、少し大げさに言えばそれが芸術というかすぐれたもののもっている強みなんだと思う」

パスカル「そういう風に考えると、そういうものに接する機会をもっともっと増やす必要がありますね」

ドットーレ「そうだね。音楽に限らず、生活のいろいろな場面で、彼らが楽しんで取り組めるようなものを提供できるといいし、そういう工夫をすることは我々のためでもある」

パスカル「そういう取り組みのきっかけを UKE の皆さんや、ここで演奏してくれている音楽家の方々が作ってくれたのですね」

UKE による日本公演は、24 年間にわたり 14 回の来日があり、その間、北海道から九州まで 70 以上の会場で行われた。

　ドットーレの故郷 K 県での精神科病院コンサートは 12 回行われた。加えて K 県では一般市民向けのコンサートも、複数個所で来日の都度 1 ～ 3 回催され、いずれも好評であった。

（参考文献）

髙坂要一郎、横田修 他 .『精神病院における音楽療法コンサート― 病院開放化の効果と患者の社会性の獲得 ―』. 精神神経学雑誌 , 2001, p.103, pp.109-119.

# 杜のホスピタルを
# 彩ってくれた仲間たち

## 杜のホスピタル 文化活動一覧

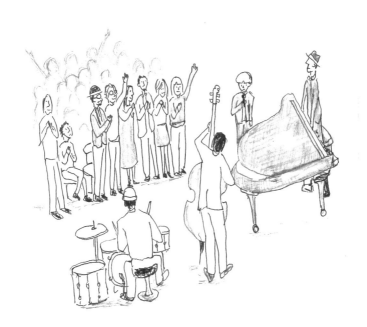

# 杜のホスピタル 文化活動一覧

| 開催年月 | 【タイトル】、演者、（楽器）、＜活動本拠地＞ |
|---|---|
| 1988年 | 第1回 |
| 5月 | 【リュート・ソロ】 つのだたかし（リュート）＜東京＞ |
| 1989年 | 第2回〜3回 |
| 5月 | 【リコーダー二重奏】 YASU 守安功、安井敬（リコーダー）＜東京＞ |
| 8月 | 【ゆく夏をジャズで1989！】 藤本忍＆エモーション（トランペット）＜東京＞ |
| 1990年 | 第4回〜6回 |
| 5月 | 【リコーダー、ギター】 庄野龍夫（リコーダー）、川竹道夫（ギター）＜徳島＞ |
| 7月 | 【宮沢賢治作品の朗読と笛】 池末みゆき（朗読）、守安功（笛）＜東京＞ |
| 8月 | 【ゆく夏をジャズで1990！】 藤本忍＆エモーション（トランペット）＜東京＞ |
| 1991年 | 第7回〜9回 |
| 3月 | 【タブラトゥーラ（中世嬉遊樂団）】 つのだたかし、他＜東京＞ |
| 6月 | 【リコーダー、アイリッシュフルート】守安功（リコーダー）、<br>　守安雅子（アイリッシュフルート）＜東京＞ |
| 8月 | 【ゆく夏をジャズで1991！】 藤本忍＆エモーション（トランペット）＜東京＞ |
| 1992年 | 第10回〜12回 |
| 3月 | 【ヴィオラ・ダ・ガンバ、リコーダー】 平尾雅子（ヴィオラ・ダ・ガンバ）、<br>　山岡重治（リコーダー）＜東京＞ |
| 5月 | 【尺八と琴】 山上明山夫妻＜徳島＞ |
| 8月 | 【ゆく夏をジャズで1992！】 藤本忍＆エモーション（トランペット）＜東京＞ |
| 1993年 | 第13回 |
| 6月 | 【リュートソング】 波多野睦美（メゾソプラノ）、つのだたかし（リュート）＜東京＞ |
| 1994年 | 第14回〜16回 |
| 6月 | 【フルート四重奏】 板東久美、他＜徳島＞ |
| 8月 | 【ゆく夏をジャズで1994！】 藤本忍＆エモーション（トランペット）＜東京＞ |
| 9月 | 【チェンバロ、リコーダー、ガンバ】 長瀬節子（チェンバロ）＜京都＞、庄野龍夫（リコーダー）<br>　庄野孝子（ヴィオラ・ダ・ガンバ）＜徳島＞ |
| 1995年 | 第17回 |
| 6月 | 【ストロー笛、リコーダー】 神谷徹（ストロー笛）＜兵庫＞ |
| 1997年 | 第18回 |
| 4月 | 【アンサンブル・パストラーレ】 渡辺りえ（ヴァイオリン）、庄野龍夫（リコーダー）、<br>　山田俊美（チェンバロ）、庄野孝子（ヴィオラ・ダ・ガンバ）＜徳島＞ |

| | |
|---|---|
| 1997年 | 第19回～20回 |
| 8月 | 【真夏のコンサート：ピアノと声楽】 井出稔子（ピアノ）、高須礼子（ソプラノ）＜大阪＞、<br>安藤瑞子（ピアノ）＜京都＞ |
| 11月 | 【ゆく秋を惜しむコンサート】板東久美（フルート）、渡辺りえ（ヴァイオリン）、<br>田代亜紀（ピアノ）＜徳島＞ |
| 1998年 | 第21回～22回 |
| 4月 | 【ストロー笛】 神谷徹（ストロー笛）＜兵庫＞ |
| 8月 | 【ヴァイオリン、ピアノ】 長谷川淳一（ヴァイオリン）＜ドイツ在住＞、<br>高橋元子（ピアノ）＜広島＞ |
| 1999年 | 第23回～25回 |
| 1月 | 【新春ことほぎコンサート】 小池裕二郎（篠笛）とその社中＜静岡＞ |
| 5月 | 【夏は来たりぬコンサート】 柳沢里実（リコーダー）、柳沢久実（リコーダー）、<br>金井信（ピアノ）＜東京＞ |
| 9月 | 【ゆく夏をジャズで1999！】 藤本忍＆エモーション（トランペット）＜東京＞ |
| 2000年 | 第26回～29回 |
| 1月 | 【2000年 New Year Concert】 金井信（ピアノ）＜東京＞ |
| 5月 | 【クラリネット四重奏】 吉成俊二（クラリネット）、他＜徳島＞ |
| 8月 | 【ゆく夏をジャズで2000！】 藤本忍＆エモーション（トランペット）＜東京＞ |
| 11月 | 【ヴァイオリン、ピアノ】 長谷川淳一（ヴァイオリン）＜ドイツ在住＞、高橋元子（ピアノ）＜広島＞ |
| 2001年 | 第30回～32回 |
| 5月 | 【五月晴れコンサート】 花岡和生（リコーダー）＜東京＞、庄野龍夫（リコーダー）＜徳島＞ |
| 8月 | 【ゆく夏をジャスで2001！】 藤本忍＆エモーション（トランペット）＜東京＞ |
| 10月 | 【リコーダー、リュート】 花岡和生（リコーダー）＜東京＞、<br>野入志津子（リュート）＜オランダ在住＞ |
| 2002年 | 第33回～36回 |
| 4月 | 【フルート、ヴァイオリン、ピアノ】 板東久美（フルート）、渡辺りえ（ヴァイオリン）、<br>田代亜紀（ピアノ）＜徳島＞ |
| 8月 | 【ゆく夏をジャズで、2002！】 藤本忍＆エモーション（トランペット）＜東京＞ |
| 9月 | 【初秋のコンサート】<br>ニコラス・パール（チェンバロ）オーストラリア出身、<br>森川麻子（ヴィオラ・ダ・ガンバ）＜ロンドン＞、庄野龍夫（リコーダー）＜徳島＞ |
| 11月 | 【初冬のぬくもりコンサート】 野入志津子（リュート）＜オランダ在住＞、<br>N.マッシモ・カラーノ（パーカッション）＜イタリア＞ |

| 2003年 | 第37回〜39回 |
|---|---|
| 5月 | 【ヴァイオリン、ピアノ】 稲村優子（ヴァイオリン）、小熊英子（ピアノ）＜東京＞ |
| 8月 | 【ゆく夏をジャズで2003！】 藤本忍＆エモーション（トランペット）＜東京＞ |
| 11月 | 【3本のリコーダーによるコンサート】 花岡和生（リコーダー）＜東京＞、 |
| | 弥永寿子（リコーダー）、配島友子（リコーダー）＜兵庫＞ |
| 2004年 | 第40回〜42回 |
| 1月 | 【40回記念ストローコンサート】 神谷徹（ストロー笛）＜兵庫＞ |
| 8月 | 【ゆく夏をジャズで2004！】 藤本忍＆エモーション（トランペット）＜東京＞ |
| 12月 | 【クリスマス・イヴ・コンサート】 板東久美（フルート）＜徳島＞、 |
| | 森美加（ピアノ）＜オーストリア在住＞ |
| 2005年 | 第43回〜45回 |
| 5月 | 【新緑を愛でるコンサート】 松村あずさ（声楽）、峯川知子（ピアノ）＜東京＞ |
| 8月 | 【ゆく夏をジャズで2005！】 藤本忍＆エモーション（トランペット）＜東京＞ |
| 12月 | 【富永倫代先生追悼クリスマスコンサート】 板東久美（フルート）、木下千代（ピアノ）、 |
| | 興梠智彦（ファゴット）＜徳島＞ |
| 2006年 | 第46回〜48回 |
| 5月 | 【リュートソロコンサート】 野入志津子（リュート）＜オランダ在住＞ |
| 8月 | 【ゆく夏をジャズで2006！】 藤本忍＆エモーション（トランペット）＜東京＞ |
| 11月 | 【縦笛と横笛の楽しみ】 庄野龍夫、他（リコーダー・トラベルソ）＜徳島＞ |
| 2007年 | 第49回〜第52回 |
| 4月 | 【邦楽の楽しみ】 山上明山（尺八、琴）、他＜徳島＞ |
| 5月 | 【新緑を愛でるコンサート】 松村あずさ（声楽）、キキ柏木＜東京＞ |
| （第50回） | |
| 8月 | 【ゆく夏をジャズで2007！】 藤本忍＆エモーション（トランペット）＜東京＞ |
| 12月 | 【オーボエ、フルート、ピアノ】 川人大地（オーボエ）、板東久美（フルート）、 |
| | 木下千代（ピアノ）＜徳島＞ |
| 2008年 | 第53回〜55回 |
| 6月 | 【20周年記念　アンサンブル「パルナッスの歓び」】 |
| | ダヴィッド・プランティエ（バロックバイオリン）＜フランス＞ |
| | マーヤ・アムライン（バロックチェロ）＜スイス＞、野入志津子（リュート）＜オランダ在住＞ |
| | アンドレア・マルキオル（チェンバロ）＜イタリア＞ |
| 8月 | 【ゆく夏をジャズで2008！】 藤本忍＆エモーション（トランペット）＜東京＞ |
| 12月 | 【パンフルート、ピアノ】 今井勉（パンフルート）、西村（ピアノ）＜岡山＞ |

| | |
|---|---|
| 2009年 | 第56回〜57回 |
| 3月 | 【ヴァイオリンとピアノ】 奥村智洋（ヴァイオリン）＜東京＞、髙橋元子（ピアノ）＜広島＞ |
| 8月 | 【ゆく夏をジャズで2009！】 藤本忍＆エモーション（トランペット）＜東京＞ |
| 2010年 | 第58回〜60回 |
| 6月 | 【オーボエ、フルート、ピアノ】 川人大地（オーボエ）、板東久美（フルート）、仲香織（ピアノ）＜徳島＞ |
| 7月 | 【阿南工業高等専門学校吹奏楽部コンサート】（金管楽器、木管楽器、鍵盤打楽器）＜徳島＞ |
| 8月 | 【真夏のジャズ2010！】 藤本忍＆エモーション（トランペット）＜東京＞ |
| 2011年 | 第61回 |
| 8月 | 【ゆく夏をジャズで2011！】 藤本忍＆エモーション（トランペット）＜東京＞ |
| 2012年 | 第62回〜64回 |
| 8月 | 【ゆく夏をジャズで2012！】 藤本忍＆エモーション（トランペット）＜東京＞ |
| 9月 | 【阿南工業高等専門学校吹奏楽部コンサート】（金管楽器、木管楽器、鍵盤打楽器）＜徳島＞ |
| 11月 | 【ストローコンサート】 神谷徹（ストロー笛）＜兵庫＞ |
| 2013年 | 第65回〜69回 |
| 1月 | 【マヤの音楽】 ダミアン・マルティネス（ギター）、渡辺りえ（ヴァイオリン）＜メキシコ＞、板東久美（フルート）＜徳島＞ |
| 3月 | 【バロック音楽の愉しみ】 庄野龍夫（リコーダー）、庄野孝子（ヴィオラ・ダ・ガンバ）＜徳島＞ 井上玲（リコーダー）、秋山裕子（チェンバロ）＜大阪＞ |
| 8月 | 【ゆく夏をジャズで2013！】 藤本忍＆エモーション（トランペット）＜東京＞ |
| 9月 | 【阿南工業高等専門学校吹奏楽部コンサート】（金管楽器、木管楽器、鍵盤打楽器）＜徳島＞ |
| 11月 | 【ヴァイオリンとピアノ】 齋藤寛子（ヴァイオリン）、野人葉子（ピアノ）＜神奈川＞ |
| 2014年 | 第70回〜75回 |
| 2月 | 【ウィーンの色】 ウィーン音楽大学生（フルート・ピアノ） |
| 5月 | 【邦楽のコンサート】 山上明山（尺八）、内田道子（箏）、多田英治（三絃）＜徳島＞ |
| 8月 | 【ゆく夏をジャズで2014！】 藤本忍＆エモーション（トランペット）＜徳島＞ |
| 9月 | 【阿南工業高等専門学校吹奏楽部コンサート】（金管楽器、木管楽器、鍵盤打楽器）＜徳島＞ |
| 11月 | 【オーボエ、フルート、ピアノ】 川人大地（オーボエ）、仲香織（ピアノ）＜大阪＞、板東久美（フルート）＜徳島＞ |
| 11月 | 【阿南の秋を染める】 ワークショップ：山本眞壽 |
| 2015年 | 髙坂要一郎 理事長就任（一般の方にもコンサート、講演を公開） 第76回〜88回 |
| 2月 | 【坂本龍馬とその時代】 講演：宅間一之＜高知＞ |
| 3月 | 【手作り楽器と馬頭琴】 泉谷貴彦＜高知＞、李波（リポー）＜内モンゴル・アメリカ・カナダ＞ |

| | |
|---|---|
| 5月 | 【アンデスの呼び声】岩佐しおり（アルパ）＜大阪＞ |
| | ヘスス・フローレス（弦楽器・笛類・打楽器、メインボーカル）、 |
| | フレディ・フローレス（ギター、打楽器、ボーカル）ペルー出身＜大阪＞ |
| | 【人の心に届く言葉とは】 講演：黒笹慈幾 ＜高知＞ |
| 6月 | 【初夏のコンサート】 久米見奈子（マリンバ）、西野祐紀（ピアノ）＜徳島＞ |
| 6月 | 【えびすと三番叟】 阿波十郎兵衛屋敷（人形浄瑠璃）＜徳島＞ |
| 8月 | 【マンドリンコンサート】 阿南市立羽ノ浦中学校マンドリン部＜徳島＞ |
| 8月 | 【ゆく夏をジャズで2015！】 藤本忍＆エモーション（トランペット）＜東京＞ |
| 9月 | 【阿南工業高等専門学校吹奏楽部コンサート】（金管楽器、木管楽器、鍵盤打楽器）＜徳島＞ |
| 10月 | 【タンザニア訪問記録展】 講演：岡田眞樹（元タンザニア大使）＜東京＞ |
| 10月 | 【ソプラノコンサート】 井上ゆかり（ソプラノ）、粟田美佐（ピアノ）＜徳島＞ |
| 11月 | 【～第2弾ぜよ～人間・坂本龍馬】 講演：宅間一之 ＜高知＞ |
| 12月 | 【アンサンブルアカンサスコンサート】 徳島文理大学音楽学部生（5名） |
| 2016年 | 第89回～109回 |
| 1月 | 【サクソフォンアンサンブルコンサート】 徳島文理大学音楽学部生（4名） |
| 2月 | 【ピアノソロコンサート】 こだま美由希（ピアノ）＜広島＞ |
| 3月 | 【庄野ファミリーコンサート】庄野龍夫（リコーダー）、 |
| | 庄野孝子（リコーダー、ヴィオラ・ダ・ガンバ）、庄野朱音（リコーダー＆オカリナ） |
| 4月 | 【プロフェッショナルのコミュニケーション力】 講演：竹下誠一＜高知＞ |
| 4月 | 【クニ三上 from New York JAZZ コンサート】 クニ三上（ピアノ）＜ニューヨーク＞、 |
| | 林正男（ベース）、横山和明（ドラム） |
| 5月 | 【障害者の自立（就労）に向けて】 講演：竹部重夫、田野岡和美 ＜高知＞ |
| 5月 | 【ストローコンサート】 神谷徹（ストロー笛）＜兵庫＞ |
| 6月 | 【ハープコンサート】 青山唯（ハープ）＜徳島＞ |
| 7月 | 【笑いあり！踊りあり！フラダンスあり！べっぴん一座公演】 ＜徳島＞ |
| 7月 | 【マリンバとピアノコンサート】 山下由美子（マリンバ）、吉野暁美（ピアノ）＜徳島＞ |
| 8月 | 【マンドリンコンサート】 阿南市立羽ノ浦中学校マンドリン部＜徳島＞ |
| 8月 | 【ゆく夏をジャズで2016！】 藤本忍＆エモーション（トランペット）＜東京＞ |
| （第100回） | |
| 8月 | 【夏休み！ものづくり体験】 ワークショップ：山本眞壽＜高知＞、石川聡＜徳島＞ |
| | 作品：まゆ花コサージュ、レザークラフト、本立て |
| 9月 | 【傾城阿波の鳴門順礼歌の段】 村上京子（人形：鳴門座）、大橋后代（太夫）、佐藤憲治（説明）、 |
| | 竹本友和嘉（三味線）＜徳島＞ |

| | |
|---|---|
| 9月 | 【阿南工業高等専門学校吹奏楽部コンサート】（金管楽器、木管楽器、鍵盤打楽器）＜徳島＞ |
| 10月 | 【リトルヘブン・小さな楽園を歩く】 講演：芥川仁＜宮崎＞ |
| 10月 | 【ピアノソロコンサート】 松村周作（ピアノ）＜徳島＞ |
| 11月 | 【ヴァイオリンとピアノコンサート】 齋藤寛子（ヴァイオリン）、金井玲子（ピアノ）＜神奈川＞ |
| 11月 | 【心の準備】 講演：浅川雄康（真言宗大覚寺派医王山 光明寺 住職） |
| 12月 | 【〜あの頃、今。そして… これから〜 Rintocco Concert】 畑奉枝（トイピアノ）＜埼玉、愛媛＞、今久保宏美（ソプラノ）＜愛媛＞ |
| 12月 | 【トリオコンサート】 鈴江早都子（フルート）、五藤千奈（オーボエ）、新城鈴子（ピアノ） |
| 2017年 | 第110回〜130回 |
| 1月 | 【初笑い】 落語：桂かい枝＜大阪＞ |
| 1月 | 【山本貴子ピアノコンサート】 山本貴子（ピアノ）＜徳島＞ |
| 2月 | 【ゆう子先生の口腔ケア】 講演：岩浅侑子（歯科医師）＜徳島＞ |
| 2月 | 【ウインターコンサート】戸邉祐子（メゾソプラノ）、湯浅彩（ピアノ）＜徳島＞ |
| 3月 | 【たんぽぽオカリナコンサート】 オカリナグループ「たんぽぽ」＜徳島＞ |
| 4月 | 【スペインギターコンサート】 大道正樹（スペインギター）＜愛媛＞ |
| 5月 | 【クニ三上 from New York JAZZ コンサート】クニ三上（ピアノ）＜ニューヨーク＞、横山和明（ドラム）、池田聡（ベース） |
| 5月 | 【ピアノの煌きマリンバのぬくもり】畑奉枝（トイピアノ＆ピアノ）＜埼玉、愛媛＞、椎名友樹（マリンバ・パーカッション）＜神奈川＞ |
| 6月 | 【Cuerdas del sur コンサート】岩佐しおり（アルパ）ヘス・フローレス（弦楽器・笛類・打楽器、メインボーカル）、フレディ・フローレス（ギター、打楽器、ボーカル）ペルー出身＜大阪＞ |
| 6月 | 【The 曲独楽】三増巳＜愛媛＞ |
| 7月 | 【落語会】 桂かい枝、桂二葉＜大阪＞ |
| 7月 | 【阿南合唱団】 阿南合唱団のみなさん、吉見隆史（指揮）、萩野さおり（ピアノ）＜徳島＞ |
| 8月 | 【龍馬をめぐる女性たち】 講演：岩崎義郎＜高知＞ |
| 8月 | 【マンドリンコンサート】阿南市立羽ノ浦中学 マンドリン部＜徳島＞ |
| 8月 | 【ゆく夏をジャズで2017！】 藤本忍＆エモーション（トランペット）＜東京＞ |
| 9月 | 【阿南工業高等専門学校吹奏楽部コンサート】（金管楽器、木管楽器、鍵盤打楽器）＜徳島＞ |
| 9月 | 【初秋のジャズコンサート】 小島のり子（フルート）＜東京＞、天野丘（ギター）、澁谷盛良（ベース） |
| 10月 | 【阿波十郎兵衛屋敷 城北会 えびす舞 壺坂観音霊験記 沢市内の段】太夫・三味線城北会、中村園太夫座（岡花座）＜徳島＞ |

| | |
|---|---|
| 10月 | 【秋のトリオハートフルコンサート】 青山唯（ハープ）、岡本真里奈（フルート）、浦川優香（フルート） |
| 11月 | 【ソプラノコンサート】井上ゆかり（ソプラノ）、粟田美佐（ピアノ）＜徳島＞ |
| 12月 | 【Winter with jazz】 瀬部妙子（ピアノ）、吹田善仁（ベース）、林宏樹（ドラム）、<br>上田浩之（トランペット）＜徳島＞ |
| 2018年 | 第131回〜149回 |
| 1月 | 【マリンバピアノコンサート】 山下由美子（マリンバ）、工藤美佳（マリンバ）、<br>吉野暁美（ピアノ）＜徳島＞ |
| 2月 | 【Rintocco Concert 〜物語を彩った音楽たち〜】畑奉枝（トイピアノ＆ピアノ）＜埼玉、愛媛＞、<br>今久保宏美（ソプラノ）＜愛媛＞ |
| 2月 | 【Jazz Violin & Piano Concert】猪口恵（ヴァイオリン）＜徳島＞、清水武志（ピアノ）＜大阪＞ |
| 3月 | 【Baritone Concert】熊谷公博（バリトン）、釘宮貴子（ピアノ）＜徳島＞ |
| 4月 | 【落語会】桂かい枝、桂文鹿＜大阪＞ |
| 4月 | 【Spring Piano Concert】井上ゆかり（ソプラノ）、粟田美佐（ピアノ）＜徳島＞ |
| 5月 | 【クラシックギターコンサート】平岡範彦（ギター）＜徳島＞ |
| 5月 | 【クニ三上 from New York JAZZ コンサート】クニ三上（ピアノ）＜ニューヨーク＞、<br>横山和明（ドラム）、林正男（ベース） |
| 6月 | 【リコーダーコンサート】徳島リコーダーコンソート＜徳島＞ |
| 6月 | 【〜民謡、端唄、長唄などの古典曲から、現代ポップスまで〜藍三味線ミニコンサート】<br>藍（三味線）＜徳島＞ |
| 7月 | 【トリオコンサート】 五藤千奈（オーボエ）、鈴江早都子（フルート）、<br>新城鈴子（ピアノ）＜徳島＞ |
| 8月 | 【新館 first コンサート ゆく夏をジャズで 2018！】<br>藤本忍＆エモーション（トランペット）＜東京＞ |
| 9月 | 【私のボランティア活動〜地域貢献と生き方の広がり〜-】講演会：木下くみ子＜高知＞ |
| 10月 | 【Jazz Flute トリオ】小島のり子（フルート）＜東京＞、天野丘（ギター）、澁谷盛良（ベース） |
| 10月 | 【癒しの竹笛パンフルー　歌の心つなぐトコンサート】 今井勉（パンフルート）＜岡山＞ |
| 11月 | 【魔女という鏡 - 写っているのは誰？-】講演：井桁碧＜東京＞ |
| 11月 | 【マンドリンコンサート】阿南市立羽ノ浦中学　マンドリン部＜徳島＞ |
| 12月 | 【トイピアノオペラ人形劇 アナンシと五】畑奉枝（トイピアノ、ピアノ）＜愛媛、埼玉＞、<br>今久保宏美（ソプラノ）＜愛媛＞、おいけ家金魚（人形遣い）、小川耕筰（人形遣い）＜千葉＞ |
| 12月 | 【ことばの仕組みと働き】講演：森岡芳洋＜東京＞ |

| 2019年 | 第150回～172回 |
|---|---|
| 1月<br>（第150回） | 【ジャズコンサート　DUO】瀬部妙子（ピアノ）、浜田佳子（クラリネット）＜徳島＞ |
| 1月 | 【庭の真実】　講演：古川三盛（作庭家）＜京都＞ |
| 2月 | 【人形浄瑠璃 寿二人三番叟 壺坂観音霊験記】勘緑（浄瑠璃人形遣い）、竹本友和嘉（太夫）＜徳島＞ |
| 3月 | 【Spring Concert】　合田史郎（ドラム）、小田原令幸（ベース）、逢坂弘子（ピアノ）、<br>　浜田佳子（クラリネット）＜徳島＞ |
| 3月 | 【絵本づくりにこめる思い】　講演：羽尻利門 |
| 4月 | 【トリオプリエールコンサート】　井上ゆかり（ソプラノ）、新田恭子（サキソフォン）、<br>　粟田美佐（ピアノ）＜徳島＞ |
| 4月 | 【スポーツが笑顔に健康に】　講演：柘植竜治（サッカーコーチ）＜徳島＞ |
| 5月 | 【藍 三味線のきらめきミニコンサート】藍（三味線）＜徳島＞ |
| 5月 | 【鳳笙ミニコンサート】加藤美和子（笙）＜徳島＞ |
| 5月 | 【彩り陶器展】萩焼：植草達郎、植草博子＜山口＞、唐津焼：府川和泉＜佐賀＞ |
| 6月 | 【クニ三上 from New York JAZZ コンサート】クニ三上（ピアノ）＜ニューヨーク＞、<br>　池田聡（ベース）、横山和明（ドラム） |
| 6月 | 【琉球の風】古謝美佐子（歌）、勘緑（人形遣い）＜大阪＞、佐野一哉（キーボード） |
| 7月 | 【Percussion Concert】パーカッション パーフォーマンス プレイヤーズ（PPP）<br>　元田優香、秋場一宏、山口小津絵、木村就生、蓮實志帆 |
| 8月 | 【ことばで遊びことばを活かす】　講演：小松満男＜徳島＞ |
| 8月 | 【ゆく夏をジャズで 2019！】　藤本忍＆エモーション（トランペット）＜東京＞ |
| 9月 | 【バロック音楽の楽しみ】庄野龍夫（リコーダー）、<br>　庄野孝子（ヴィオラ・ダ・ガンバ）＜徳島＞<br>　井上玲（リコーダー,フラウト・トラヴェルソ）＜大阪＞、秋山裕子（チェンバロ）＜大阪＞ |
| 9月 | 【ペルーの音楽アンデスの響き】<br>　ヘスス・フローレス（弦楽器・笛類・打楽器、メインボーカル）、<br>　フレディ・フローレス（ギター、打楽器、ボーカル）ペルー出身＜大阪＞ |
| 9月 | 【シンプルで斬新な音楽人形演劇　老人と宇宙少年】<br>　木偶舎＋勘緑（浄瑠璃人形遣い）＜大阪＞、高橋久美子（朗読・脚本・パーカッション）＜愛媛・東京＞、<br>　平本正宏（キーボード）＜東京＞、山本高広（音響） |
| 10月 | 【大正琴コンサート】琴若会メンバー＜徳島＞ |
| 11月 | 【太田美恵子ソプラノコンサート】　太田美恵子（ソプラノ）、吉野暁美（ピアノ）、<br>　元木美佳（ピアノ） |

| | |
|---|---|
| 11月 | 【星夜・月夜のセレナーデ】畑奉枝（トイピアノ＆ピアノ）＜埼玉・愛媛＞ |
| | 今久保宏美（ソプラノ）＜愛媛＞、青田いずみ（ナビゲーター・朗読・舞台コーディネート）＜東京＞ |
| 12月 | 【楽しいラテンのひとときコンサート】 岩佐しおり（アルパ）、 |
| | ヘス・フローレス（弦楽器・笛類・打楽器、メインボーカル）、 |
| | フレディ・フローレス（ギター、打楽器、ボーカル）ペルー出身＜大阪＞ |
| 12月 | 【Winter Jazz Live】猪子恵（ヴァイオリン）＜徳島＞、納谷嘉彦（ピアノ）＜東京＞ |
| 2020年 | 第173回〜182回 |
| 1月 | 【New year Baritone&Piano】熊谷公博（バリトン）、釘宮貴子（ピアノ）＜徳島＞ |
| 1月 | 【GONNA 和太鼓×マリンバ】GONNA のメンバー（和太鼓、マリンバ）＜愛知＞ |
| 2月 | 【Steele Band Pendre Live】Steelband Pendre（スティールパン）＜徳島＞ |
| 2月 | 【冬の大合唱コンサート】阿南合唱団＜徳島＞ |
| 4月 | 【Spring Jazz Live】 瀬部妙子（ピアノ）、八村裕子（ヴォーカル）、横田和洋（ベース）、 |
| | 岩高淳（ドラム）、河田健（サックス）＜徳島＞ |
| 8月 | 【夏休みものづくり体験】 |
| | ワークショップ：杜のホスピタル作業療法士と入院患者が講師となって小中学生を対象に |
| | 作品：レザークラフト、繭花コサージュ、手作りシール |
| 11月 | 【True Life コンサート】 |
| | おおたか静流（歌唱）、住友紀人（ピアノ）、阿部一成（篠笛）、木偶舎＋勘緑（浄瑠璃人形遣い） |
| 11月 | 【クニ三上 from New York JAZZ コンサート】 クニ三上（ピアノ）＜ニューヨーク＞、 |
| | 横山和明（ドラム）、林正男（ベース） |
| 12月 | 【トリオプリエールコンサート】井上ゆかり（ソプラノ）、粟田美佐（ピアノ）、 |
| | 新田恭子（サキソフォン） |
| 12月 | 【バルーンアート】 ワークショップ：山下陽子、高瀬淳子＜徳島＞ |
| 2021年 | 第183回〜193回 |
| 3月 | 【Rintocco の部屋〜私のお気に入り〜】畑奉枝（ピアノ・トイピアノ）＜埼玉、愛媛＞、 |
| | 今久保宏美（ソプラノ）＜愛媛＞ |
| 3月 | 【デジタルイラスト展】西岡翔太＜徳島＞ |
| 5月 | 【クニ三上 from New York JAZZ コンサート】クニ三上（ピアノ）＜ニューヨーク＞、 |
| | 池田聡（ベース）、横山和明（ドラム） |
| 6月 | 【オカリナの楽しみ】庄野龍夫（オカリナ）、庄野孝子（オカリナ）、 |
| | 木村潤美（ピアノ）＜徳島＞ |
| 6月 | 【ヒマラヤに通う美容師】 講演：稲葉香（冒険家）＜大阪＞ |
| 7月 | 【Percussion Concert】パーカッション パーフォーマンス プレイヤーズ (PPP) |
| | 元田優香、田中ちひろ、秋場一宏、鈴木和徳、木村就生 |

| | |
|---|---|
| 8月 | 【楽しく音楽、おもしろ人形】 |
| | おおたか静流（歌唱）、阿部一成（篠笛）、住友紀人（ピアノ）、木偶舎＋勘緑（浄瑠璃人形遣い） |
| 10月 | 【アンサンブル SPOT】 |
| | 尾花隆宏（トロンボーン）、齋藤綾香（マリンバ）、中川優香（フルート）、中田日菜子（ピアノ）、 |
| | 井手端聡（クラリネット）＜徳島＞ |
| 11月 | 【愛縁奇縁】野中耀博（和太鼓）、橋元恵風（和太鼓）、阪本嵩仁（和太鼓） |
| 12月 | 【ギターで聞く映画の名曲】徳永真一郎（ギター）＜東京＞ |
| 12月 | 【Christmas　Concert　2021】山本貴子（ピアノ）＜徳島＞ |
| 2022年 | 第194回～ |
| 4月 | 【点描画展　やさしさにふれて～想いを点でつなぐ～】Toshiki＜徳島＞ |
| 5月 | 【イッツ・アニマル・タイム！！コンサート】 |
| | 畑奉枝（トイピアノ、ピアノ）＜埼玉、愛媛＞、 |
| | 椎名友樹（マリンバ・ヴィブラフォン）＜神奈川＞ |
| 6月 | 【Classic&Pops Concert】野口まつの（ヴァイオリン）、山田千愛（ピアノ）＜大阪＞ |
| 7月 | 【Classic　Guitar　Concert】徳永真一郎（ギター）＜東京＞ |
| 8月 | 【夏休みものづくり体験】 |
| | ワークショップ：杜のホスピタル作業療法士と入院患者が講師となって小中学生を対象に |
| | 作品：レザークラフト、アロマキャンドル、染め物体験 |
| 8月 | 【Percussion Concert】パーカッション パーフォーマンス プレイヤーズ (PPP) |
| | 元田優香、秋場一宏、鈴木和徳、木村就生、蓮實志帆 |
| 9月 （第200回） | 【言葉と音とともに歩んだ10年】講演：髙橋久美子（作家、詩人、作詞家）＜愛媛、東京＞ |
| 10月 | 【もりのマルシェ2022】入院患者、地元の雑貨・飲食店の方達と一緒に実施＜徳島＞ |
| 11月 200回 達成記念 イベント | 【展示会 SERNELLA-collection ～草月流活け花とともに～】 |
| | アトリエ・セレネッラの咲くころ：中島雅幸・中島久代＜京都＞、草月流花人：村上雅祥、 |
| | 小原博雪＜徳島＞ |
| | 【クニ三上 from New York JAZZ コンサート】　クニ三上（ピアノ）＜ニューヨーク＞、 |
| | 池田聡（ベース）、横山和明（ドラムス） |
| 12月 | 【森基之と由美による忘年コンサート～季節を感じる曲で1年を振り返りましょう～】 |
| | 森基之（ヴァイオリン）、森由美（ピアノ）＜徳島＞ |

# あとがき

　精神科医療は、その国の、その地域のこころに対するあり様、施策の反映である。この点で、外国先進諸国に比べて日本は……と嘆いてみても始まらない。ここでは、せいぜい、つぶやく程度にしておきたい。

　本書では、脳・精神の不思議な点をいくつかの視点から述べた後、主に杜のホスピタルの取り組みについて描いてみた。

　杜のホスピタルのモットーのひとつは、

　"What is the largest room in the world?" への答え、

　"Room for improvement.（改善の余地）" である。

　その姿勢での取り組み、石川聡、中井卓に率いられるリハビリテーション部門の作業療法士たち、彼らの間の（また外との）コミュニケーションの良さと切磋琢磨とそれによる成長を見ていると楽しい。

　これらは病院を訪れる音楽家をはじめ沢山の人たち—彼らのエネルギー・工夫の仕方を目の当たりにできる—との交流の賜物かもしれない。その雰囲気の一端が、彼らが執筆に参加した『杜のホスピタルの部屋』に表されている。

　社会学の部屋の骨子は、PSW の森岡加奈、岡佐知子によって書かれたものである。彼らがここで示した日本の精神科医療の経済面における切り口は、この方面で改善の余地が大いにあることを具体的に示している。

　栄養課のスタッフは「医者の腕が悪くても食事だけはおいしい！　と言ってくれるように提供してくれ」という私の要望に応えて、病棟カンファレンスにも参加し、患者とも交流し、その評判は上々である。何故このような要望をするのか？　現在の精神科医療体制下では、入院期間が長くなりがちで、いうまでもなくその間、食事は大きな楽しみになるからだ。

　同僚の藤井哲医師には、貴重な３症例を提示して頂いた。これらは同じ精神科医が読んでもアッと言わしめ、統合失調症症状の本質の一端を示すものとしてうなづけるものであろう。

　なお、医療費にかかわる数字は、当ホスピタルの副院長（事務担当）・森木信生に提供してもらったものである。

　杜のホスピタルでは毎週水曜日に１時間、勉強発表と討論会を持ち回りでしている。看護部は病院で最大部門であるから当然発表の機会も多い。その中には、小さな「気づき」からはじまった、大きな発表も多々あり、それらは杜のホスピタルの明るい雰囲気づくりの言動力となっている。その記載について、今回は頁数の関係で見送らざるを得なかったことを記しておきたい。（以上、敬称略）

　この『不思議の杜のホスピタル』の冒頭場面はドイツ・ウルム市の小さな歌劇場のカンティーナ（軽食堂）から始まっている。そして、この本の中の旅も彼ら音楽家への謝辞となっている。それほど、ドットーレの中では彼らの物事への熱意、社会への姿勢から学ぶことが大きかったのだろう。

　言うまでもなく、本の作成については出版社特に担当編集者の目配り、力量が大きな比重を占める。その意味で、担当の藤崎杏里氏から頂いた指導は貴重であった。この場を借りて礼を申し上げる。

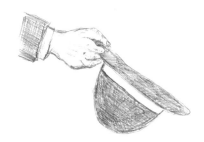

2023 年　3 月

髙坂　要一郎

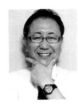

**高坂 要一郎**　（たかさか　よういちろう）

1947 年 高知県生まれ。精神科医。北海道大学医学部卒後、同大学精神医学教室入局。博士論文 "Movement-related cerebral potential in schizophrenics" にて招聘され、1985 年、西ドイツ、ウルム大学神経生理学部門で科学研究員となる。1987 年帰国。高知医科大学神経精神科助教授、高知県立芸陽病院院長、細木ユニティ病院院長を経て、現在、杜のホスピタル院長・理事長。
編著書に『正、続：精神障碍者のヘルスケアシステム』（西日本法規出版、2001、2003）他。

**石川 聡**　（いしかわ　さとし）

1978 年 愛媛県生まれ。学校法人 勝浦学園 徳島医療福祉専門学校卒。
2000 年 精神科作業療法士として、正光会 宇和島病院 勤務
2004 年 徳島県立病院 勤務
2005 年 より社会医療法人 杜のホスピタルに勤務し現在に至る。
リハビリテーション部部長。3 児の父。趣味は友人とゴルフ。

**中井 卓**　（なかい　すぐる）

1989 年 徳島県生まれ。作業療法士。調理師をしながら、徳島医療福祉専門学校に通い、2015 年 卒業後、杜のホスピタル入職。
現在、杜のホスピタル リハビリテーション部 課長。趣味は焚火とシャボン玉。
「作業療法について一緒に語りましょう」

# 不思議の杜のホスピタル
あなたの内と外の統合失調症的世界
ある精神科病院の文化的挑戦

イラストレーション：石川 聡

2023 年 4 月 20 日　初版発行

著　者　髙坂 要一郎
　　　　　+ 杜のホスピタルの仲間たち
発行者　藤崎 杏里
発行所　合同会社ホシツムグ
　　　　〒 359-0042 埼玉県所沢市並木 7-1-13-102
　　　　TEL 04-2937-6136　FAX 04-2937-6137
　　　　HP：https://hoshitsumugu.co.jp
　　　　E-mail：s.fujisaki@hoshitsumugu.co.jp

発売元　㈱星雲社（共同出版社・流通責任出版社）
　　　　〒 112-0005 東京都文京区水道 1-3-30
　　　　TEL 03-3868-3270　FAX 03-3868-6588

印刷・製本　シナノ書籍印刷㈱
ISBN978-4-434-31970-9 C0036

**社会医療法人 杜のホスピタル**
徳島県阿南市にある精神科病院。
精神科学と文化活動を通して地域と
共生する病院 。

MORINOHP